変わり者でいこう

Be Different

Adventures of a Free-Range Aspergian
with Practical Advice for Aspergians, Misfits, Families & Teachers

by John Elder Robison

Originally published by Crown Archetype, an imprint of the Crown
Publishing Group, a division of Random House, Inc., New York

Printed in Japan

変わり者でいこう

ジョン・エルダー・ロビソン 著

藤井良江 訳

東京書籍

まさに変わり者そのものである、
わが息子、クーマに

目次

目次

第五部　天賦の才を見いだそう……201

付録――親や先生、およびそれに等しい立場の方々へ……239

はじめに

一九七九年、マディソン・スクエア・ガーデン。KISS《キッス》の〝ダイナスティ・ツアー〟のクライマックスとなる、ここニューヨークでのコンサートは、炸裂する音と閃光とともに幕を開けた。耳から出血しそうな大音響での演奏と、近づきすぎれば眉毛が全部焦げてしまいそうな花火。五曲が続けて演奏され、〈ファイアーハウス〉がちょうど終わったところだった。僕たちはスポットライトを消し、作業にかかる。低いうなりや乾いた音がするのは、音響システムが暗転したステージ上で元気に作動している証拠だ。拍手がやみ、次の曲を待つ聴衆の間にかすかなノイズが流れていく。

転換の時間は二分弱しかないが、照明が落ちたときには準備ができているよう、一日がかりで態勢を整えてきたのだ。聴衆は静まり返っている。まだ、掛け声も上がらない。いや、それでも二万人ものファンをじらすつもりはない。だから、僕はできるだけすばやく動く。わずかな熱気や掛け声が、あっという間に場を燃え上がらせるので、何事も起きないうちにすばやく作業を終わらせる。僕が大急ぎでステージを離れると同時に、暗闇の中でミュージシャンたちが定位置につく。

振り向くと同時に、大音響に続いてステージの左手から鋭く白い閃光が走った。〈ニューヨーク・

グルーヴ〉の出だしのコードが鳴り響き、エース・フレーリーが振り返って聴衆に顔を向ける。メイン・ステージはまだ暗いが、ひと筋のライトが、ひとりステージ上でオープニング・リフを弾く、キッスのリードギタリストを照らしだした。それまでの数曲は普通の黒いレス・ポールで演奏していた。今、彼が手にしているギターはどこかいつもと違う——生きている。ギターの表面は、無数の光で輝く、鏡に姿を変えていた。光は、彼の演奏に合わせてさざ波のように動き、その波はマディソン・スクエア・ガーデンのずっと後ろまで届いていた。

それは今までにないギターだった。サウンドまで違う。メタリックな切れ味があり、ひらめく光に合わせて音が刻まれる。こんなギターを見たことのある者は誰ひとりいなかった。

音楽に合わせてエースの光の波が押し寄せてくると、聴衆は熱狂した。従来の仕組みが突然、逆転したのだ。それまではどのコンサートでも、スポットライトはステージを照らすものだった。ところが今夜はミュージシャンが自らライトをつくりだし、それを聴衆に投げかけているのだ。キッスのロックンロールの激しいサウンドを前に、一瞬にして、ただの光線が主役の座を奪っていた。

そのステージで輝いていたのは僕のライトだ。僕がロックバンドとともに仕事をしながら、そのギターや他のギターもつくったのだ。二二歳のときのことだった。

これは僕の大切な思い出だ。アスペルガー症候群という、脳の特異性によってなしえたことだと理解している。この特異性があったからこそ、あんなギターをつくるスキルを磨けたのだ。

キッスとのツアーの頃を思い出すのは楽しいが、ずっと頭の隅に押しやってきた、他のたくさんのつらい思い出もある。〝うまくやれる〟かどうかわからず、不安にさいなまれていた子ども時代から、僕はここまで歩いてきた。当時からずっと、自分に対しても世間に対しても証明してきたのは、懸命な努力と忍耐と熱意、そして幸運によって、人生途上に現れた障害や、アスペルガー者特有の脳をもつゆえの困難を克服できたということだ。成長して熟練した音楽技術者、事業経営者、著述家、そして父親になったが、中でも最も肝心なことは、家族や友人や社会から尊重される、きちんと務めを果たせる大人になったことだ。

自分の中に抑え込まれている、つらい時代の記憶やそれと結びついた感情が、ある話や出来事をきっかけに、いまだに思いがけずどっとよみがえってくることがある。数年前、まさにそれが起こった。『Billy the Kid（少年ビリー）』というドキュメンタリー映画を観たときのことで、それはアスペルガーとは診断されていない、メイン州の小さな町に住む一六歳の高校生の話だった。

あるシーンで、ビリーは級友たちの間を警戒するように歩いていた。廊下を歩くときは、すばやく視線を左右に走らせている。それもずっとだ。危険に備えているのだ。まるでオオカミだらけの森をひとりで歩いているシカのように。それを見た瞬間、僕は心の痛みとともにこの顔を知っている、と思った。それは当時アマースト高校の二年生だった、僕の顔だ。その表情を目にしたことで、一瞬にしてあの当時のあらゆる悩みと不安がよみがえった。ビリーがどう感じているのかが手に取るようにわかる。ひとりぼっちで怯《おび》えているのだ。まわりの誰も僕のことをわかってくれない。僕だって自分のことをわかっているかどうか自信がないんだ。

数週間後、その映画を友人のセラピストに見せると、彼はビリーの表情については型どおりの説明で片づけてしまった。「こういうのは見たことがある」彼は言った。「いわゆる盗み見だ。自閉症スペクトラムの人たちにはよくあることだ。別に意味なんてないんだよ」

別に意味なんてないんだよ。腹に一発くらわされたような気がした。人間関係についていえば、その発言が真実であるような例はひとつたりとも思いつかない。表情や身振りにはすべて意味がある。その意味するところがわかりづらいときもあるが、それでも常に意味はあるのだ。

何のヒントもなくても、僕にはビリーが感じていることがわかった。僕自身、幾度となく感じてきたことだからだ。彼は絶えず用心しながらカフェテリアを見渡し、危険がないかどうか様子をうかがっているのだ。ちょうど高校時代の僕がしていたように。僕には、そのセラピストは間違っているという確信があった。心理学者なら、「確信がある」などとはめったに言わないのだろうが。

自分にはビリーの感じていることを見抜く能力があり、信頼するプロのセラピストにはそれがないとわかったとき、僕は自分がたどってきた人生を他者に打ち明けるべきだと決心した。〝浮いている〟とか〝変人〟とか〝普通じゃない〟とか、さらには〝アスペルガー者〟とか〝自閉症者〟とかいったレッテルは、幼少期に貼られてしまう。何よりも、このようなレッテルによって、周囲の人たち――家族、友人、教師、カウンセラー――は、その子どもたちの行動や表現を理解することはできないと思ってしまうのだ。

それは無理もないことだが、だからといって、そうした行動はまともな感情や欲求によるものではないとか、僕たちのような変わり者がすごいことを成し遂げるなんて一生無理だとかいうことではない。アスペルガー者の障害については数多く語られているし、人と違っている子どもには何ができないかについても注目されすぎている。だからそろそろ、彼らには何ができるのかについての本が登場すべきだと思ったのだ。

アスペルガー症候群のおかげで、子どもの頃の僕は友だちをつくる運にはあまり恵まれなかった。いつも、まずいことを言ったり、したりしていた。大人たち、特に教師は、僕のことをどう扱っていいのかわからなかった。彼らは僕が利口だとわかっていたので、なぜ不作法で周囲となじめないのか理解できないのだった。こうしなさいと言われたやり方では何ひとつできず、それがいくつもの摩擦の原因となった。僕は自分なりのやり方を見つけるしかなかったのだ。

先生たちには僕を教えることができない、または教える気がないとしたら、自分で自分を教えなくちゃ、と僕は思った。そして、まさにそのとおりにしたのだ。人を観察し、たくさん本を読み、いろいろと試すことで学んだ。弱点を克服し、強みを活かす技を磨いた。そうした過程で知ったスキルと、まずそのスキルを獲得するための僕なりのコツが、本書の土台となっている。

つらい子ども時代を過ごしたけれど、一般の人たちが憧れるようなことを僕はずいぶんと成し遂げてきた。つまり、業績があるのだ（この響きは、いかにも僕がごく普通であるかのようだが）。実は、アスペルガー症候群であるがゆえに、それらを成し遂げるまでの道のりが結局は通常のルートからはやや外れて、いや、かなり外れてしまった。それでも、変わり者であろうとそうでなかろうと、誰もが誇りに思うような目標を達成した。

もしあなたが、最近、アスペルガー症候群と診断されたとか、アスペルガー症候群のお子さんがいるとか、あるいは学校や他の場所でアスペルガーの子どもや、とにかく変わった子どもに関わる仕事をしているなら、この本はあなたのためにある。僕が本書『変わり者でいこう』を書いたのは、アスペルガー症候群についての既存の手引書は——率直に言わせてもらえば——ほとんどが臨床記録のようなものか、人を落ち込ませるようなもの、またはその両方を兼ね備えたものだからだ。本書は違う。僕たちアスペルガー者は存在するべくして存在しているのであり、まわりに与えることのできる多くのものをもっていると僕は信じている。本書はそうした天賦の才を引きだす助けにもなるだろう。

話の焦点はアスペルガー症候群の男という僕自身に絞られることになるが、僕と同じ診断を受けた人でなくとも、この話を理解していただけるだろう。何百万というＡＤＨＤ（注意欠陥・多動性障害）やＡＤＤ（注意欠陥障害）の人たちや、あらゆる型の自閉症の人たち、また、いわゆるオタクたちも、僕と共通する多くの特徴をもっている。とにかく、皆、往々にして自分がはみだし者のように感じるのだ。

この本を読んで、僕がいかに問題に対処し、自分の生きる道を見つけたかを知って楽しんでいただきたい。さらに、あなた自身やあなたの気にかけている人の変わった癖につき合える感覚をもっていただけることを、心より願っている。

アスペルガー症候群と僕

僕の人生にアスペルガーというものが入り込んできたのは、四〇歳のときのことだ。僕はいたって冷静な男だが、アスペルガー症候群という診断には、すっかりショックを受けてしまった。医師は言った、「ああ、生まれつきですね」。自身に関わる、これほど重大なことを知らずに中年になってしまったとは信じがたいことだった。アスペルガー症候群が自閉症の一種だと知って驚いたのは、自閉症の人はすべて、障害者だと思っていたからだ。昔から自分のことを、一匹狼で、周囲になじめない変わり者だと思ってきたが、よもや障害者だとは考えたこともなかった。僕にとって障害とは、脚《あし》がないとか、口がきけないとかいうことだったのだ。だが、自閉症は障害であり、アスペルガー症候群も障害である——と、本には書いてある。それについては、いまだにどうも信じられない。

初めて診断を受けたあの日、わずかながら安堵《あんど》したのは、アスペルガー症候群は死に至る病ではないと知ったからだった。聞けば、〝どんどん悪くなるということはないし、死ぬこともない。それどころか、病気などではなく、ただ他人と違っているだけ〟という。なら、上等だ、と思った。だいぶ気が楽になった。

突然、〝自分のような人たち〟という概念が、今までとはまったく違う意味を帯びた。ついさっきまでなら、自分のことを白人の中年男性と称していただろう。経営者として成功した、夫であり父親であると。ところが今や、アスペルガー症候群の男だ。自閉症なのだ。この新たな一面には、他のどんな面も勝てないように思えた。自分が癌《がん》だと知ったら、きっとこんな気持ちなんだろう、と思った。今日の自分は昨日の自分と何も変わっていない。病気だという感覚もない。しかしどうしたことか、その診断結果は瞬く間に僕の自己イメージを覆いつくしてしまったのだ。

それからの数週間、アスペルガー症候群について書かれたものを手当たり次第に読んでいくうちに、僕は落ち着いてきた。これまでの人生を振り返ると、アスペルガー症候群だからという理由で説明がつくことが数多くあったのだ。学校生活には苦痛を感じ続け、中退したあともかなり型破りなことをやってきた。アスペルガー症候群のことを初めて知って当時の記憶に注目するようになった結果、自分の脳の特異性が幾度となく裏で舵を取り、人生の針路を決定してきたことに気づいた。とはいえ、大人になって成功したのも事実だし、その成功が消えてなくなるわけではないともわかっている。それどころか、新たな知識と確信を得ていくうちに、日に日に人生がよくなっていくのに気づき始めたのだ。

のちに、この新たな知識のおかげで、現在は二一歳のアスペルガー者である息子を観察して、彼が学校や社会という環境でどれだけ日常的に苦労していたか考えることができた。息子は僕より二四年早く、一六歳のときにアスペルガー症候群と診断されている。現在の息子を見ていると、自分の脳がなぜ、どのようにみんなとは違うのかを理解していることが、とてもプラスになっているとわかる。若い頃、自分が抱えていたものの正体を知ってさえいれば、僕も多くの点で今の息子と同じでいられただろう。僕は苦労しながら生き抜いてきたが、息子は頼れる知識に恵まれている。だから、より楽に人生を歩んでいけるはずだ。そして、読者の皆さんも。

アスペルガー症候群の人たちに表面上、見られるのは、一連の癖や常軌を逸した行動だ。アスペルガー者は身体障害者ではないが、観察力のある人なら、変わった足取りや、また顔つきからでも、僕たちの仲間を集団の中から見つけだすことができるだろう。アスペルガー者のほとんどは五体満足であり、人体機能の全般にわたって基本的な能力は備えている。体内に欠けている要素もない。最近、脳科学者らはアスペルガー症候群について語るとき、〝損傷〟という言葉を出さない——ただ、〝違い〟と表現する。神経学の専門家らは、アスペルガー者の脳に欠けていたり損なわれていたりするものを何ひとつ、つきとめていない。これは非常に重要な事実だ。脳卒中や過度の飲酒、鉛中毒や事故による負傷のために、不幸にも何百万もの神経細胞を失った人たちとは違う。僕たちの脳に欠けているものはない。違うのは脳内配線のつながり方だけなのだ。

自閉症の人たちはすべて、何らかのコミュニケーション障害を抱えている。〝古典的な〟自閉症では、言語理解や発話が困難となる。話ができないとか他人の言うことが理解できないとかいう場合、われわれの社会では確かにそれは障害ということになるのだろう。自閉症の障害の程度は実にさまざまで、話す能力がまったくない場合もあれば、実質的な障害が比較的少ない場合もある。

また、他人が発する言葉以外のサインを読み取る能力に欠けることもある。まさに僕がそうであり、たいていのアスペルガー症候群の人たちにはこの傾向がある。本書では、僕がどのようにしてコミュニケーション障害による不都合を最小限にとどめたか、また同時に、それが与えてくれた才能に気づいたかをお話しする。

自閉症の多くの型は疾患ではない。標準とは異なる脳の配線に基づく、その人のあり方なのだ。最近の科学によれば、この異なりはたいがい生まれつきのものか、乳児期初期からのものらしい。ティーンエイジャーになってからアスペルガー症候群になるわけではない。つまり僕たちには、自閉症スペクトラム（訳注：自閉症、アスペルガー症候群、さらにその周辺の一群を含む包括的概念で、社会性やコミュニケーションなどの領域に障害があることで定義される）とともに歩む以外の人生を知るすべがないのだ。これからもずっと、僕たちは自閉症スペクトラムではない人々を観察するたびに戸惑うだろうし、彼らは僕たちの風変わりな考え方を理解するのに苦心するだろう。

脳の微妙な違いのせいで、僕のような人たちは日常の場面で奇妙とさえ言える、どこかずれた反応をしてしまうことが多い。僕たちの多くは、社会生活の場で苦労している。まるで手足の自由がきかないような気持ちになる人もいる。とてもうまくこなせるものがある一方、まるっきりできないものもあるため、苛立ちを感じるのだ。まったくバランスが取れていない。得手と不得手のギャップがあまりに激しいため、非常に生きにくいのだ。「本はすらすら読めるし、頭もすごくいいじゃないか！言われたことができないなんてとても思えないね。どうせ、できないふりをしているんだろう！」。

子どもの頃、何度この言葉を聞いたことか。

自閉症で、その障害が目立つという人もいる。たとえば、話ができない人には周囲は同情心をかきたてられるものだ。それに比べて、アスペルガー症候群である僕たちは、なかなかそうと気づかれない。アスペルガー者であることで最もつらいのは、そうでない人との違いが外見ではまったくわからないことだ。この人の中身は特異なものかもしれない、などといったい誰が思うだろう。子どもの頃、僕の脳の配線がどうなっているかなんて誰も知らなかったのだ。僕だって知らなかった。その結果、世間は僕を、山ほどいる〝変わった〟子どもや〝扱いにくい〟子どもと同じとみなし、〝できそこない〟というレッテルを貼った。僕の奇妙な振る舞いは〝悪さ〟と決めつけられ、それが僕のありのまま――神経学的な違いからくる悪気のない反応――だと理解されることはなかった。

現在ではほとんどの子どもが僕のときよりも早く診断を下されているが、それでも多くの場合、アスペルガー症候群と知るきっかけは、何かで失敗することにある。大半が、学校生活の何らかの面がうまくいかないことからアスペルガー症候群と診断される。だがそれ以前から、学校でテストを出す、スーツ姿の小人物たちは、その子たちの振る舞いに目をつけているのだ。

学校では僕について問うテストはなかったとはいえ、僕の特異性は誰の目にも明らかだった。友だちはつくれない、妙な行動をする、学科はすべて落第。当時は皆、僕のことを単に悪ガキだと言っていたが、今なら、同様の問題は障害の表れだとみなされるだろうし、社会も手を差し伸べるだろう。罰を与えるのではなく。少なくとも、そういうことにはなっている。

今では、多くのオタクや科学者や創造力に富む天才が、アスペルガー症候群にかかっていると言われている。だが、〝アスペルガーにかかっている《ハブ・アスペルガーズ》〟という言い方は誤解を招くこともある。アスペルガー症候群がまるで病気か、怪我《けが》のように思われるからだ。〝風邪をひいている《ハブ・ア・コールド》〟とか〝脚を骨折している《ハブ・ゴット・ア・ブロークン・レッグ》〟などと言うが、〝かかっている《ハブ》〟という言葉は、それが一時的なものであり、かつ望ましくないものであるとの意味を含んでいる。

アスペルガー症候群はそういったものではない。物心ついたときにはすでにアスペルガー者であり、一生を終えるまでそうなのだ。アスペルガー症候群とは人のあり方であり、病気ではない。だから、僕は「アスペルガー症候群の者です《パーソン・ウィズ・アスペルガーズ》」と言うようにしている。

僕たちの仲間の多くはそれを縮めて、アスペルガー者とかアスピーとかと言っている。「アスペルガー症候群にかかっています」と言うよりも適切だと思う。正しいとか間違っているとかいうことはなくて、何とでも自分の好きなように呼べばいいし、まったく何も言わなくたって構わない。どうしようと、いいお仲間がいることに変わりはない。ビル・ゲイツはアスペルガー者だと言われている。音楽家グレン・グールドも、科学者アルバート・アインシュタインも、俳優ダン・エイクロイドも、作家アイザック・アシモフも、映画監督アルフレッド・ヒッチコックもアスペルガー者だという話だ。大人になった彼らが障害者と呼ばれることはなかっただろうが、奇人であり変人であったのは確かだ。

アスペルガー者が皆、大成功を収めたとしたら、誰もこの症候群を障害とは呼ばないだろう。だが残念ながら、そのような人たちは例外なのだ。ほとんどのアスペルガー者は、学校生活や人間関係や就労に苦しんでいる。ソーシャル・スキルが乏しく、環境になじむことができそうもないからだ。結局は孤独になり、疎外され、職を失うことになりがちだ。僕の人生も似たようなものだった。自分の特異性をどう扱い、どう克服するか、また、たまにはどう利用したらいいかがわかるまでは。年齢を重ね、僕はこの特異性が、自分を際立った存在にする天賦の才をも含んでいるということを認識するようになった。現在、僕の人生における主たる目標のひとつは、若い人たちが僕のかかった罠《わな》に近づかないよう手助けをすることだ。誰もが成功へのチャンスを与えられるべきなのだ。

この本には、単に障害についてだけではない、もっと多くのものが詰まっている。

三つのカテゴリー――アスペルガー者、ややアスペルガー者、ありふれ型

時々、こんなことを言う人がいる。「君の本に書いてあるのはまさに僕のことだと思ったよ。でも、僕はアスペルガー症候群とは診断されていないんだ。どうしてだろう?」。さて、僕の理論で言えば……。

今では知られていることだが、アスペルガー症候群とは人間行動における広範囲のスペクトラム(連続体)の一部で、その範囲の一方の端には極めて重度の自閉症があり、もう一方の端には診断には至らない、おびただしい数の人の属性が位置している。この見えない連続体のどこかに、僕たちはみんないるわけだ。いやむしろ、僕にしてみれば世界には実はたった三種類の人間しかいなくて、それぞれが別々の連続体のグループをつくっているように思える。

まずは、僕たち、自閉症やアスペルガー症候群と診断されているグループだ。人口の一%強という最も小さなグループだが、その人数の割には特別で人目を引く。公式には、〝自閉症スペクトラム〟であり、人によって実にさまざまな違いがある。介助がなければやっていけない人もいるし、信じら

れないほどの才能に恵まれている人もいる。まとめて見ると、僕たちには共通点などひとつもないように思える。だが、あるのだ――僕たちに共通するのは、自閉症の原因となる脳の微妙な構造の違いだ。

第二のグループは、ややアスペルガー者《プロト・アスペルギアン》と呼ぼう。このグループの人たちはアスペルガー的な数多くの癖をもつが、ほとんど障害はない。奇人や変人だが、僕たちのような生粋のアスペルガー者より、もう少し無理なく社会に溶け込んでいる。世の中には、ややアスペルガー者はかなりいる――おそらく、人口の五％ほどいるだろう。多くの技術者、科学者、マニア、いわゆるオタクはこのカテゴリーに入る――第一のグループに入れ、という診断を受けるにふさわしくなければだが。その多くは標準以上の知能に恵まれ、ほとんどは何の支障もなく暮らしている。ややアスペルガー者とは、アスペルガー症候群の悪いところを一切もたず、いいところをすべてもち合わせて生まれた人たちだ、との声もある。

ややアスペルガー者は、マニアとかオタクと呼ばれることもある。どの学校にもそういったグループがある――彼らは、アスペルガー症候群のような特徴を多くもつが、そのレッテルを貼られるほどではない。ややアスペルガー者の中には、ＡＤＨＤなど別の診断を受けている人もいる。その他は単なる変わり者だ。彼らは〝数学研究会〟やコンピュータルームや〝ＳＦ同好会〟、その他の似たようなところに生息している。大人になると、技術系企業や大学やオンラインゲームのグループや、僕と同じく自動車修理工場でも見られるようになる。どこにでもいるのだ。ひょっとしたら――あなたもその一員かもしれない。僕は四〇歳になるまでアスペルガー症候群のことを知らなかったが、オタクについてはもともと知っていた。いつだって、オタクはその辺にいたのだ。

第三のグループには、その他の全員が入る。しかし、この人たちをどう呼べばいいだろうか？アスペルガー症候群の人をアスペルガー者とかアスピーと呼ぶならば、アスペルガー者でもなく、ややアスペルガー者でもない人たちにも特別な名前が要るというものだ。〝アスペルガー症候群ではない人〟というのは、しょっちゅう口にするにはかなり言いにくい。〝その他のみんな〟では、あまりに漠然としている。〝普通〟がぴったりだと思われるかもしれないが、僕たちは、心理学者が「普通なんてものは存在しない」と言うのをさんざん耳にしてきた。

専門家は自閉症という状態ではない人を指すものとして〝定型発達者《ニューロティピカル》〟という言葉をつくりだした。

〝ニューロティピカル〟という言葉は何年も使われてきているが、僕はどうしても好きになれない。口にしてみるといい。鏡の前で、口元を見ながら。何かをもぐもぐ噛んで音節を吐きだすみたいに見えるだろう。まったく臨床的な、つまり、口にすると診療所のにおいがしそうな言葉だ。

〝ニューロティピカル〟なんて、SF映画で解剖のための検体を選ぶ場面で耳にするような言葉じゃないか。もっと親しみやすくて、舌圧子《ぜつあつし》（舌を押さえるへら状の医療器具）とか注射針を思いださないような言葉がいい。夜中に言おうとしたら舌がもつれるような言葉は困る。だから、自分なりに縮めてみた。〝ありふれ型《ニピカル》〟だ。

そう、ニピカル、これなら言える。

〝典型的な《ティピカル》〟と韻を踏んでいる。むしろ、一緒に使ってもいい。こんなふうに。「君って典型的な《ティピカル》・

ありふれ型《ニピカル》だね！」

さて、驚くほどいろいろな人がいる、ありふれ型の世界へようこそ。もし、あなたがありふれ型なら……そうそう、この名前に慣れてほしい。これであなたにも、つき合っていくべきレッテルが貼られたわけだ。

いや、悪いことばかりじゃない。あなたはありふれ型という、大多数の集団にいる。大多数とはなんとすばらしい！　これが選挙なら、得票率が五五％もあれば過半数の支持を得て当選だ。七五％に及べば地滑り的勝利。そして、ありふれ型のシェアは九四％を越えているのだ。これ以上、何を望むことがあるだろう？

もし、あなたが誇り高きアスペルガー者であるはずがないなら……ありふれ型でもいいじゃないか。

さて、これで出そろった。三種類の人間だ。自閉症スペクトラムの人たち、ややアスペルガー者、そして大多数のありふれ型。誰でも、この三つのグループのひとつに収まるのだ。あなたにぴったりなのは、どのグループだろうか？

〝なじむ〟ための道筋を見つける

僕たちアスペルガー者はこれからもずっと人と違う脳をもち続けるのだが、その違いは必ずしも障害を意味するわけではない、と僕は固く信じている。僕を含めて、多くのアスペルガー者は子どもの頃はいくぶん障害をもっていたが、戦略と懸命な努力と決意、それに苦労して手に入れた知恵によって、障害を克服し、有能で成功した大人という姿になったのだ。僕自身のこれまでの人生がそれをはっきりと物語っている。

少年期の僕は、友だちをつくることができなかった。集団で遊ぶことができなかった。学校では、与えられた課題を言われたとおりにしなかったので、結局、退学になり、不良少年となった。これらは皆、障害の兆候だ。障害があるかどうかを判断する際に、精神科医が見極めようとすることである。たとえ変わり者でも、まして気味悪がられる人でも、仕事も私生活もちゃんとこなしているのなら、その人には障害はない。単に、変わっているだけだ。何か肝心なことに失敗して（僕のように）、初めて〝正式に〟障害者となるわけだ。僕の場合は、その障害はアスペルガー症候群によるものだった。人とは違う脳をもつゆえに、教師や他の子どもたちが押し込めようとする型に自分をはめることが、どうしてもできなかったのだ。

アスペルガー症候群はいろいろなやり方で、子どもの頃の僕を失敗者に仕立て上げた。幸い、この失敗の状態は永遠には続かなかった。僕はまわりに適応したかったし成功もしたかったから、人とうまくつき合っていく方法を習得しようと懸命に努力した。他人の意図を読み取る基本を独りで学んだ。相手が何を求めているのかを察知する方法を身につけ、自分の考えに従いつつ、いかにその期待に沿って行動するかを覚えた。

この戦略は成功した。現在の僕は実にうまくやっている。子どもの頃、僕を失敗者に仕立て上げたその特徴が、大人になってからの成功を促す大きな役割を果たしたのだ。人と交わることを難しくさせていた脳の特異性だが、それがかえって機械類のような他のものに意識を集中させる助けとなった。この集中力が、他の人にはない機械類に関する能力を伸ばし、その腕を振るって僕はキャリアを積むことに大いに成功した。これは、まったくの障害と思われていたことが、実は才能の片鱗《へんりん》かもしれないことを示す好例だ。そして、僕にとっての真実であり、あなたにとっての真実ともなるかもしれない。

小学校四年生当時の僕に誰かがそう言ってくれていたらなあ、と切に思う。当時の学校ではアスペルガー症候群の子どもをどう扱うかなどということはもちろん、アスペルガーとは何かすら知られていなかった。特別支援教育や施設のあり方が、ちょうど問題になりつつあるところだった。現在でも、アスペルガー症候群の子どもに失敗から成功への道筋を示すことのできる人はほとんどいない。だから、僕はこの本を書いたのだ――もがき苦しんでいた一〇歳を、成功した大人へと導いた歩みを示すために。

アスペルガーの原因である脳の特異性は消えてなくなることはないが、僕たちは二つの大事なことは学べる。それは、いかに自分の強みを発揮するか、そして、どうやって社会になじむか、ということだ。この二つのスキルによって、生活の質は格段によくなる。もっとも、これらは人間誰しも学ぶべきことだと言えるだろう。だが、いわゆる〝標準的でない人〟と呼ばれる僕たちにとっては、より重要な意味をもつことなのだ。僕たちにとって何かを習得することは、望むほど自然なことでも容易なことでもない。

いかにまわりになじむかを覚えたとしても、脳のアスペルガー的な性質は変わらない。たとえば、一〇歳のとき、人の生まれた日の曜日がわかるという珍しい能力をもっていた人は、おそらく三〇歳になってもやっぱりその能力をもっているだろう。では、何が違うかといえば、まわりになじむ方法を覚えれば年を経るごとに多くの友人ができるし、他人とうまくやっていくことで世間から今までとは違う目で見られるようになる、ということだ。少なくとも、それが目標だ。

心理学者は、この実践と知識を〝ソーシャル・スキル〟の名のもとに一緒くたに扱っている。名前はどうでも、他人とうまくやっていく方法を学ぶことは自分の成功と幸福のためには不可欠だ。これについては、仰々しい心理学理論さえ存在する。〝能力逸脱仮説〟(Competence-deviance hypothesis)と呼ばれるものだ。こんなふうに説明されている。

幼年期には、君は属するコミュニティーにおいてはまだ風評を立てられていない。未知の人物である。奇妙な行動をとると、まわりは君をどう判断していいかわからないので非常に用心するようになり、すぐさま、この子は檻に入れて拘束するのが当然だとみなすようになる。後年、能力が高いという評判を築くなり、以前と変わらぬ妙な行動は害のない奇癖と片づけられる。一六歳のとき、町から追いだされる原因となったその同じことが、四六歳になると笑い話になっている。大人になった君に対して、人々の関心の的は、外面的なことから実際の業績へと移っている。こうしてアスペルガー者の境遇は改善される。知性がある一点に集中することで、特別な能力が得られる場合があるからだ。

これは間違いなく、僕自身の人生に起こったことだった。今では、皆、僕に多岐にわたる話題について質問し、僕が答えるのを実に真剣に聴いてくれる。二〇年前なら、ほとんど誰も僕の意見など気にも留めなかったし、それでも意見を言おうものなら、こう返されたものだ、「ばっかな奴《やつ》!」。当時と今の違いは――僕のわかる限りでは――自力で名を揚げたことにあるだろう。自分の能力を世に示したことで、今は信頼されているのだ。もうひとつ、重要な違いがある。他人とうまくやっていく方法を覚えた。三〇歳のとき、あるいは一五歳のときでさえ、思考能力は今と比べて少しも劣ってはいなかったが、その頃は誰も僕の実像を知らなかった。別に賢くなったわけではなく、成長し、他の点で自分が変わったことによって、状況が一変したのだ。

ひと口に言えば、能力は奇妙な行動の言い訳になる、ということだ。これは、自閉症スペクトラムの僕たちにとっては重要な点だ。何であれ、魅力を感じるものに対する特別な興味が、僕たちを非常に有能な者に仕立てることもあるからだ。同時に、アスペルガー症候群のせいで、それと知らない人の目には僕たちはとても奇妙に見えてしまう。

まわりにうまくなじめるような、ある程度の変化は、年を取るごとに自然に起こってくる。これは、アスペルガー症候群ではあたりまえのことで、心理学者が言うところの〝発達遅滞〟だ。僕たちはゆっくりとソーシャル・スキルを身につける。完全に使いこなすことはできないものの、ほとんどの人は、何とかやっていける程度までにはそれを習得できる。僕たちの仲間が一生をかけて成長し発達していく一方で、一般の人の場合、たいていは一〇代後半になると発達のスピードは落ちていく。そのときこそ、僕たちアスペルガー者が遅れを取り戻すチャンスをつかむときだ。遅れを取り戻すのは大変なことかもしれないが、十分な集中力と決意をもってすればできる。中学一年生のときソーシャル・スキルにおいて同級生から取り残されていた子どもも、結局、大学生になればちょっと変わった人ということになっているかもしれないし、中年になれば完全な人気者になっているかもしれない。

この点を常に頭に置くようにしてほしい。〝遅滞〟というのは文字通り、遅れて、ということだ。遅滞というのは決してできないという意味ではない。たとえ一五歳や、いや二五歳での遅れがどれほどに感じられるとしても。

ついに遅れを取り戻し始めれば、気分がよくなる。うまくいくと感じられる。同時にそれは、アスペルガー者的な才能を見いだすときかもしれない。ひとつ、はっきりさせておこう——僕たちは皆、天賦の才をもっている。みんなが天才だという意味ではない。ただ、誰にでもとりわけ得意なことがあると言っているのだ。落ち込んでいたり身構えていたりすると、その才能に目を向ける能力が奪われてしまうかもしれない。けれども、そうした才能は絶対に誰にでも備わっているのだ。僕たちアスペルガー者は特異な考え方をするがゆえに、特別で並外れたスキルをもちうる可能性がある。だから、それを見つけることが大事なのだ。

才能を見いだし、それを伸ばせば、自分にも周囲にも肯定的な感情が生まれるし、その感情は多くの幼いアスペルガー者が子どもなりに背負っている、失敗という重荷をなくすのに大きな役割を果たす。僕たちの仲間を成功へと導くのは、その方法だけだろう。前向きな姿勢はプラスの結果を生むからだ。失敗が失敗を生むように、成功は成功を生みだすのだ。うまくいっていると感じれば、気持ちがくじけたり、他人に食ってかかったりすることもなさそうだし、まわりとのつき合いも良好になっていくだろう。友人ができるにつれて、楽しくなる。正の強化（訳注：よい結果が出ることによりそれを得るための行動の頻度が増すという意味の心理学用語）の始まりだ。これは、落ち込み状態に陥らないようにするための重要なポイントだと思う。

年齢を重ねると、より知識が増え、抽象的な概念を理解する能力も発達する。神経学的な違いについて理解できる六歳の子どもはほとんどいないが、一六歳になればたいてい理解できるだろう。僕自身の人生を道しるべとして言うなら、不可欠なのは、なぜ、どのように自分たちは人と違うのかを理解することだ。それがあってこそ、よりよい人生を送るためには自分は変わるべきだということがわかる。この理解は、成長とともに深まるものだ。

経験から言うと、それは〝障害がある人〟から〝才能がある人〟への道だ。ソーシャル・スキルを学ぼう。暮らしの中や職場での自分の弱点を最小限に抑え、さらに強みを発見し、それを発揮するのだ。簡単そうに聞こえるが、やり始めるとてつもなく大変な努力がいる。僕にとっては一生の仕事だが、結果はそれに十分値するものだ。

これからする話が、あなたにとって何らかのヒントとなることを願っている。

第一部　習慣的行動、行儀、癖

アスペルガー症候群や自閉症について学ぶ際、よく耳にすることのひとつが、〝限定された反復的で常同的な行動や興味〟という言葉だ。門外漢なら、どういう意味かと思うだろう。

たとえばそれは、テーブルについて、同じ四本の鉛筆をひとまとめにしてはばらばらにするという行為を何時間でもずっとやっていることである。また、ある歌のあるフレーズを際限なく繰り返し、しまいにはそれが聞こえる範囲にいる人全員がキレそうになる、ということでもある。興味については……ジャズのサックス奏者の名前をすべて知っている、五桁までの素数をすべて言える、コンピュータゲームのウォークラフトやその他のオンラインの世界で達人となる、などあらゆる範囲にわたる。

自閉症の世界では何でもそうだが、これらの習慣的行動や反復行動にもさまざまな程度がある。人の妨げになるようなものもあれば、単に煩わしいと思われるだけのものもある。子どもたちの間でうっとうしがられる反復行動や執着は、たとえば特に同じことの繰り返しが求められるような職に就いた場合、才能へと姿を変えることもある。

次の話では、僕自身の幼い頃のことをいくつか例に挙げることで、無味乾燥な診断の言葉に命を吹き込めるよう努めてみた。

お決まりが大好き

間違いなく僕は、お決まりのやり方や習慣的行動が大好きだ。僕の世界とはそういうものだ。すべてがそうあらねばならないのだ。幼い頃には、お決まりのブロックの並べ方があり、頭の中では、その並び方以外のブロックの列というのはありえなかった。それ以外の並べ方はどんなものでもまったくの間違いであり、直してやらねばならなかった。他の子にはその子なりのブロックの並べ方があるかもしれない、などとは全然思いもしなかった。当時、あまり友だちがいなかった原因はおそらくそこにあるのだろう。

今でも、ブロックにはいろいろな重ね方や並べ方があり、山のように積み上げてもいいと頭ではわかっているものの、僕にとっての並べ方はただひとつだ。その人にはその人なりの考えがあることはわかっているが、だからといってそれが正しいわけではない。とにかく、僕にとっては正しくないのだ。

しかし、これまでにある秘訣《ひけつ》を学んだ。たとえ絶対に間違っていると自分には思えても、他人のやり方を受け入れることを学んだのだ。その人にはその人の好きなようにさせ、勝手に間違えさせておくことを覚えたので、無駄に反感を買ったり、敵をつくったりすることがなくなった。時間はかかったが、ついに、ブロックの積み方なんかでわざわざ喧嘩《けんか》をするまでもないと理解できるようになったのだ。たいていの場合は。

大人になってからの生活でも似たようなことはあるものの、今ではブロックの件と同じように対応するすべを知っている。コンピュータのプラグを抜くのに絶対にコードを引っ張ってはいけないことはわかっているが、友だちのジョージがそうしても僕は黙っていればいいと心得ている。おかげで（他にも二、三の理由はあるが）、長い年月を経て数えきれないほどのコードをだめにした今も、彼は僕の友だちでいてくれる。その間ずっと、彼はめでたくも何も知らずに、六か月という寿命はコードにすれば長いものだと自ら納得するに至っている。

成長していく間、僕はずっと他の子も自分と同じで、僕の習慣的行動の妥当性をわかっているものと思っていた。誰かが僕の決まりごとを変えようとしようものなら、大騒ぎになった。僕は怒鳴り、叫び、泣きわめいた。だが、もうちゃんとわかっている――皆それぞれに、どう行動するか自分で決めたいと思っているのだ。僕のように習慣的行動をする人もいるし、しない人もいる。今でも、人に自分の習慣について疑問をもたれたり邪魔をされたりすると不愉快になるが、それでも冷静さを失わずにはいられる。

現在でも、僕はちょっとした習慣的行動をとる。他人からは、なるほど、と思われるものもあるが、どうかしているんじゃないか、と思われそうなものもある。だが、今では年齢も重ねたし、社会の中に自分の居場所もあるので、たいていはそれについてどうこう言われることはない。たとえば、僕は毎日、同じレストランの同じ席に座り、同じ料理を注文する。僕にとっては、まったく普通で心地よいことなのだ。そのレストランの誰からも文句を言われたことはない。それどころか、すばらしいことだと思われている。僕のような人を指す言葉まである――〝常連客〟だ。でも、もし子どもの頃に同じことをしていたら、変な奴だと言われただろう。結局、どっちなんだろう？　変な奴？　それとも常連？

レストランに関して気づいたことは、たとえ行儀が悪くても、従業員に自分の習慣についてあれこれ言われることは絶対にない、ということだ。手づかみでものを食べようが、鼻をほじっていようが、誰からも何も言われないだろう。さんざん文句を言われてきた子どもにとっては、とても解放的なことだと言えるだろう。しかし、それが間違った安心感を与える可能性もある。ある振る舞いに慣れてしまうと、状況が変わったときにそれがひどい仕打ちとなって返ってくるからだ。僕にそれが起こったのは、独り立ちし始めた一八歳の頃、友だちのエイミーと食事をしたときのことだった。

エイミー・マルグリースと出会ったのは、僕が一九七〇年代半ばに家を出たときに、仲間になったロックバンド〝ファット〟のメンバーのもとに転がり込んだ直後のことだ。バンドのメンバーと僕は、マサチューセッツ州の田舎町アッシュフィールドにある大きな家を共同で借りて住んでいた。エイミーは大学生で、すぐ先の家に間借りしていた。彼女が僕のことをどう見ていたのかは想像もつかないが、何か思うところがあったに違いない。僕を夕食に誘ったのだから。放浪のミュージシャン仲間との共同生活だなんてきっと刺激的なんだわ、と思っていた可能性はある。現実を知れば彼女ががっかりするのは目に見えていたが、それでも本物の生身の女の子とのデートだったので、その機を逃す手はなかった。僕たちは家から八キロほどのところにある、〝ホエール・イン〟という大きいが崩れそうなほど古い店に向かった。

その頃には、長らく外食を習慣にしていた。外食を始めたのは高校の頃で、当時は〝ハングリー・ユー〟や〝ピザラマ〟で毎日昼食を取っていた。家庭環境が悪化し、自分の収入が上がるにつれて夕食も外でとり始めた。たいていは、ペッパー・オニオン・ピザとチェリー・コーラだ。〝ホエール・イン〟のような高級な店に行ったことはあまりなかったが、エイミーの前でいい格好をしたかったので、二人して出かけたのだった。

父親が政府関係者なので、エイミーは世界のあちこちに行ったことがあった。本人が言うには、自分は良家の娘で、家族は全員、礼儀正しく上品なのだとか。

僕たちは、野菜類がファミリー・スタイルなるもので出されるというディナーを注文した。ファミリー・スタイルとは、ひとつの皿にすべてを山盛りにして、料理人が一人前ずつ分けたり盛りつけたりする労力を省くというスタイルだ。あの運命の夜、その野菜の山の中にはアスパラガスとジャガイモ、それに蝋《ろう》のような黄色い皮のついた、一ドル硬貨大の白っぽい薄切りのものがあった。

おそらく、僕があからさまにいぶかしげな目つきをしていたからだろう。エイミーは「ズッキーニよ。おいしいのよ!」と言った。僕は何も言わなかったが、彼女がそのズッキーニなるものを食べるかどうか、食べるとすればどんなふうにするのか、じっと観察していた。外皮がついている食べ物、たとえばソーセージとかフランクフルトとかチョコレートでくるんだレーズンなんかは、丸ごと食べられる。だが、高級なチーズのように皮を取って食べるべきものもある。皿の上の妙な白い円盤を見ていても、その黄色い皮が天然のものなのか、装飾のためのビニールなのか、なかなかわからない。それにたとえ天然のものであっても、食べられないのかもしれない。以前、エビの外皮で失敗したことがあった。エビの殻というのは厄介なものだ――レーズンをくるむチョコレートとは全然違う。

これは罠《わな》かもしれないと思った。すごく胸の悪くなるようなものを食べるか、ひどくばかげたことをしてしまうか、どちらかに僕を陥れる罠だ。だから、何もせずひたすら観察することにした。彼女がまったくズッキーニを食べないので、何もかもがジョークなんじゃないかと僕は疑いだした。中華料理店がよくやることだ。オリエンタル・ディライト・ディナーには色鮮やかな野菜や果物の飾りがついているが、そのきれいなものを口に入れようものなら、チェリーやスペアミントの形をした木屑を飲み込むみたいな目に遭う。

何かたくらみがありそうなので、安全策を取ってアスパラガスを食べることにした。アスパラガスなら物心ついたときから食べているし、特に新鮮なものが好きだ。アスパラガスを食べるには、僕なりの方式がある。下から五センチのところを親指と人差し指でつまむ。ぴんと立っていれば、食べても大丈夫。くたっとなったら、そいつは腐っているか火が通り過ぎている。この検査に落ちたものは捨てる。

今回のアスパラガスはしっかり立っていたので口に運び、最もおいしい先端部分をひとかじりした。

アスパラガスは細かく砕いて食べるのが一番なので、僕はガソリンエンジンで動く刈り込み機よろしく、せっせと歯を動かしながら、それをどんどん口に滑り込ませていった。手でつまんでいる部分まで一気に食べる。そこからは堅くて筋が多くなるので残して自分の皿に置き、次の一本に取りかかる。

食べだすと、僕はたっぷり五〇〇グラムのアスパラガスでも、あっという間に平らげかねない。食べ物の中には、かじる瞬間が一番楽しいというものがある。だから、長年、前歯を使う訓練をしてきた。任務をこなしつつも歯をガチガチ鳴らさないような力加減でかじるという、前歯による みじん切りの技をマスターしたのだ。僕の歯の動きはとてもすばやいので、口の中に入っていけるのは極小のかけらのみだ。この食べ方だと、アスパラガスのように長くて筋が多い食べ物も、クリームコーンと同じくらいやわらかくなるのだ。

八本から一〇本くらい食べただろうか、ふとデートの相手を見ると、彼女は何か恐ろしいものでも見るような顔で僕を見ていたので、すぐに、まだ噛み切れずに口の中に残っていたものを吐きだした。虫か何かを食べちゃったのか？　だとしたら、そいつの味見をするわけにはいかないが、食べ残したアスパラガスには見たところまったく異常はない。いや、そうじゃない。問題はまったく別のところにあったのだ。

「アスパラガスは手で食べたりしないのよ！　うちのママが見たら怒り爆発よ」。幸い、エイミーのママは遠く離れた地にいる。けれどもエイミーの目つきを見て、僕はそれ以上食べられなくなった。食べ物の摂取における重大な過ちを犯したのは明らかで、ひどく恥ずかしく、きまり悪い思いがした。

こういう場合、はったりをきかせてその場を乗り切る男もいるだろう。「フラット・ロックに住んでいる奴はみんな、アスパラガスは手で食べるんだぞ」とか言って。だけど、僕はそんなバカなことはしなかった。いやな気分になりつつ、おりこうに育てられた子どもなら絶対にしてはいけないとしつけられているような、社交上のひどい不作法を犯してしまったことを実感した。自分はもう大人なのだ。洗練された大人は、こんな失敗はしてはいけないことになっているのだ。

しかし、いったい何が失敗だったのだろう？

僕は、自分が心地よいと感じる特殊な食べ方を習慣にしてきた。違う料理同士が触れ合わないように、皿の上のものは互いに離して置く。好きなものを最初に、嫌いなものは最後に食べる。そして、野菜は細かく噛み砕く。大人になったときには、アスパラガスを前歯でみじん切りにするこの方式は完全に僕の魂の一部となっていたのだ。生まれてこのかた、誰からも気に留められることはなかったので、それは何の差し障りもない心地よい行為だと思い込んでいた。あの夜、エイミーの反応を見て、自分がひどく間違っていることに気づいた。恐ろしいことだ。すっかり恥をかいてしまった。

これが習慣的行動にまつわる大きな問題のひとつだ。だから、年を取れば取るほど本当に気をつけなくてはならない。何かに癒《い》やしを感じることもあるだろうし、それによって気分もよくなるだろう。しかしあるとき、それが世間の人たちにどう思われているのかを知るのだ。その瞬間、自分は人の目には異常者か何かのように映っているのだと知る。自分を守っていたものが崩れ去り、ただ、おろおろするばかりとなるのだ。

就職の際には、習慣的行動にまつわるまた別の問題が出てくる。他人のあほらしい意見や手順に従うことを求められ、それができなければクビになるからだ。これは、アスペルガー症候群とはまったく関係のない話だ。〝企業行動〟と呼ばれる、計り知れないほど悪質なもののことだ。ミルトン・ブラドリー社で初めてまともな仕事に就いたときに、身をもって知った。従業員ハンドブックなるものを渡されたのだ。そこに書かれていたのは一連の変てこな習慣についてだけで、それぞれに脅し文句がついていた。**これこれをきちんとしかじかのとおりにやれ、さもないとクビだ！** 僕の習慣的行動も奇妙だったが、彼らのはそれどころじゃなかった。しかし、彼らは雇用主であったので、その習慣は重要であり、僕のはそうではなかったのだ。

今でも、僕にとって何かを習慣とするのはたやすいことだ。気持ちのいいことを繰り返すのは、新しいことを始めようとするよりも簡単だし安心感が伴う。だから、結局、同じことを何度も何度もやることになるのだ。僕のやっていることのほとんどは、たとえばジムに行って毎回特定のウォーキングマシンで同じプログラムをこなすのと同じく、まったく無害なものだ。しかし、標準外だが罪のない僕の行動が他人にどう受け止められているのかは、さっぱりわからない。アスパラガス事件でもわかるとおり、長きにわたって人目につかなかった習慣的行動が、いつ何時、思いがけずむっくり起き上がって牙をむくかわからないのだ。

自分の習慣的行動について用心することを覚える一方で、おかしなことに、ありふれた型の人たちも同じことをするのに彼らはそれを笑い飛ばし、いつもの癖だと言っているのに気づいた。どっちなのだろう？　いつもの癖？　それとも習慣的行動？　自分は生まれながらにして社会ののけ者で、その苦境からは決して逃れることはできないと感じるようなときがある。ありふれ型の行動は罪のない冗談の種となるのに、僕の行動は、柄の長いパイプをくわえ、しかつめらしい顔をした心理学者たちの議論の的になるのだ。

いったい、どうしたらいいのだろう？

僕は努めて自分の行動に注意を払い、他人がそれをどう受け止めるか観察している。人の視線や忍び笑いや陰口には実に敏感だ。お決まりの行動を中止したり、変化させたりすることを覚えたおかげで、人生がぐっといいものになった。毎日、アイスティーばかり注文するのではなく、ときには炭酸飲料を注文する。でも、それほど頻繁ではない……ほぼ毎回アイスティーを注文するといった習慣には何の害もないと判断したので、安心して気にしないようにした。

ひとつ、経験から言えることがある。それは、日常生活での責務の妨げにならない限り、あるいは自分をからかいや嘲笑《ちょうしょう》の的にするものでない限りは、習慣的行動をしても大丈夫、ということだ。問題となるのは、それによって当然するべき行為ができない場合や、トラブルに巻き込まれる場合だ。そして、習慣的行動とは一方通行のものでもある。というのは、他人の習慣的行動のいくつか——しばしば規範と呼ばれるもの——は認めざるを得ないし、従わねばならないからだ。でないと、ひどい目に遭う。

運がよければ、早めに、そして気まずい経験を最小限に抑えて、あなたにも以上のことが理解できるだろう。

名前に何の意味があるというの？

僕がいろいろなものに変な名前をつけることについては、物心ついてから人からあれこれ言われてきた。たとえば、弟にはヤジュウと名づけ、ビーグル犬にはラッパ《ビューグル》と名づけた。飼い猫はショウドウブツだ。そうとも、これらの名前は僕にとってはちっとも変じゃない。僕の名づけはすべて論理と理由、そして知識に基づいているのだ。他の人たちが僕の考えについてこられなくても、それは僕のせいじゃない。

これまでずっと、人やペットに名前をつけてきた。おそらくそれは、非力な幼児が、環境をコントロールできるひとつの手段として始めたことだったのだろう。母が、「ほら、これはクラレンス、うちの新しい犬よ」と言えば、僕はその瞬間から「やあ、プードル」と言った。僕にとって〝プードル〟という名前を選ぶことは、具体性を欠くクラレンスという名前を選ぶより意味のあることだったのだろう。あるいは、自分ではわからない何かのメカニズムによるものかもしれない。ともあれ、この名づけ癖はかなり浸透した。たくさんの人たちが——大人も子どもも——僕の名づけ癖に同調した。たとえば、友人のボブ・ジェフウェイもそのひとりだ。ともにミルトン・ブラドリー社で働いていた当時、彼は同僚全員の名前を変更していた。しまいには、僕たちはお互いがつけた名前をごちゃ混ぜにして使っていた。それらの名前は会話の流れに溶け込み、同僚たちがもともと携えてきた名前に取って代わった。ボブのつけた名前は、しごく気楽に快適に使われていたのだ。

「チップス先生はどこだい？」

「大鼻と色男と会議中さ」

ある意味、これらの名前は特殊言語となり、マニアックな技術者数人にも伝播した。ボブや僕にとって、名づけとは子どもの頃に始まり現在に至るものなのだ。しかし、気まぐれなもので誰にでも名をつけるわけではなく、選択肢は変化に富んでいる。ある人はいつまでたってもジョージだが、ある人は未来永劫《えいごう》、フザケ屋だ。人だけではなく、ときにはものや何かの一部にも名前をつける。

〝後ろ脚《あし》〟というのがいい例だ。「人には後ろ脚なんてありません！」。四年生のときの先生は、この件については一歩も譲らなかった。だが僕には、先生が間違っていることを説明できた。人には後ろ脚がある。それで歩いているんじゃないか！　犬は四脚《よつあし》で歩き、僕たちは犬よりも進化しているから後ろ脚だけで歩くんだ。でも、いまだに脚は四本ある。ただ、別の名前がついているだけだ。前脚《まえあし》を〝腕〟と呼んでいるんだ。

それから、脚の先にも何かついている。〝足〟というのがそれを指す普遍的な言葉だ。僕の知る四脚の動物の脚の先には必ず、〝足〟と呼んでしかるべきものがついている。前脚の先についているものを〝手〟と呼ぶのは、僕たち人間だけだ。いや、おそらく人間に加えて、一部のチンパンジーもそうだ。しかし、僕たちにはチンパンジーの言葉がわからないので、本当のところ、彼らがそれをどう呼んでいるのかはわからない。ただ、僕たちはチンパンジーの前脚の先にあるものを手と呼んでいる。僕に言わせれば、実におこがましいことだ。だが、僕が子どもの頃、誰も僕に何も言わせてくれなかった。ただ、お前は間違っている、としか言われなかった。いいや、僕は間違っていなかった。僕たちの前脚（あるいは腕）の先についているものを手と呼ぶ人がいるからといって、〝足〟が間違った用語というわけではない。呼び方が違うだけだ。

僕にとってはとても苛立たしい状況だった。自分が正しいのはわかっていたが、先生は僕が間違っているという主張を貫いた。そして誰もが知るように、常に先生が勝つのだ。たとえ明らかに、ものすごく、唖然《あぜん》とするほど間違っていても。

〝毛皮〟というのも、僕の使い方が正しくて先生たちみんなが間違っているという、厄介な言葉だと思っていた。頭を掻《か》いてほしいとき、僕はいつも「毛皮を掻いて」と言っていた。毛皮というのは量の多少はあるものの、あらゆる哺乳類の体を覆っている毛である、と思っていた。

しかし、のちにそれは間違っていることがわかった。すべての哺乳類には毛があるが、それが毛皮であるとは限らないのだ。断熱性や悪天候への耐性を備えるべく、長いのや中くらいのや短いのと取り混ぜて伸びている、重層的な毛は毛皮と呼ばれる。人間やプードルの場合のように、刈り込むまでは一律に伸びていくものは毛と呼ばれる。羊に見られる、油分があってカールしているものはウールと呼ばれる。要するに、だからミンクのコートとかつらとセーターはそれぞれ見かけが違うのだ。すべて毛でできているが、僕の毛とは同じではない。ひょっとするとあなたの毛とは似ているかもしれないが。

今では、こうした無知によるミスや解釈の誤りを恥じることなく認めることができる。人間に毛皮はない。しかし、犬に毛はある。それでも頭に生えているものを長きにわたって毛皮と呼んできたので、たとえそれが厳密には不正確であるとしても、今さらその呼び名を変える気になんてなれない。だから、〝毛皮〟は健在だ。

時々、僕が場所につけた名前に人が驚くこともある。〝修復センター〟がいい例だ。ここ、僕たちの町にもその場所はある。扉には〝大学保健サービス〟と書かれている。ここをそう呼ぶ人もいる。「風邪をひいちゃった。〝保健サービス〟に行って、風邪のための何かをもらってこよう」

僕にしてみれば、この台詞全体がばかげている。そもそも、風邪の**ための**何かを得るためにそこに行くんじゃない。風邪を**除去する**何かを得るために行くのだ。〝何かを得る〟という言葉がほのめかすとおり、最終目標は風邪の症状がましになることではない。風邪の撲滅だ。消去だ。根絶なのだ。なぜ、はっきりそう言わないのか？

次に、〝保健サービス〟なるところへ行くという発想が妙に思える。その名前は、そこが何をする場所かを説明していない。賭けてもいいが、保健のためのサービスを求めてそこへ行く人なんて全体の一％にも満たないはずだ。残りの九九％は、修復を求めているのだ。疾病の治療。傷口の縫合。四肢の骨折部分の固定。いぼの除去。僕にしてみれば、それらは皆、修復作業なのだ。だから、僕がそこにつけた名前は完璧に理にかなっている。〝修復センター〟だ。

何年も前、初めてそこの門をくぐった瞬間からそう思った。なぜ、他の人はそんなふうに考えないのか？　それどころか、ありふれ型の人たちは〝修復センター〟のことを指すのに、よく身勝手でできそこないの名前を選ぶ。〝医院《ドクターズ・オフィス》〟とか言うのだ。なぜ、どう見ても数百人を収容できる三階建ての建造物を見て、それを単なるドクターズ・オフィスなどと言えるのか、僕には謎だ。なにしろ、〝オフィス〟という言葉は通常、ひとつの部屋を表すものなのだから。数部屋あるうちのひと部屋をオフィスとして使っているような建物を指すのが、せいぜいだろう。

もし、誰かが「医者のところへ行かなくちゃ。彼のオフィスは保健サービス・ビルの中にあるんだ」と言うなら話はわかる。正しいと言えるだろう。だが、誰もそんなふうには言いそうもない。なぜなんだ？

さらに、人につけた名前もある。生まれたばかりの弟が病院から帰ってきたとき、僕は彼をまじまじと見つめ、耳をすませた。当時、僕は八歳だったが、生まれたての弟を見ていると小さかった頃の自分を思いだした。大きくなったらこいつは何をするかな、どんなふうに役立つかな、と思った。母は弟の名前はクリスだと言ったが、その名前をいくら繰り返し呼んでも弟はまったく反応しない。ぽかんとした顔で、こちらを見つめているように思えるだけだ。

僕の犬はちゃんと自分の名前をわかっていた。「おい、イヌ」と呼べば、顔を上げてこっちを見た。イヌというのは、まったく理にかなった名前だ。現に犬なのだから。そう呼べばいつでも尻尾をふることから（そして、たまには吠えることから）、イヌが自分の名前を認識していることはわかっていた。弟はそんなことは一切しなかった。僕は一日じゅう、「クリス」とか何とか呼びかけていたかもしれないが、彼はただ寝転がってクークーと小さく鼻を鳴らしていただけだった。

だから、それを名前にしたのだ。クークーだ。母はすぐさま反対したが、僕にはなぜかわからなかった。僕のつけた名前は、母のつけた名前に劣っていない。それどころか、ずっと筋の通ったものだ。寝転がってクークー言っている弟を見れば、誰だって僕がそう名づけた理由はわかるだろう。それにひきかえ、母がつけたクリスという名前にはひと目でわかる理由がまったくない。車じゃあるまいし、おでこにシボレーとかトヨタとかの表示があって、ああ、この子はそういう種類か、とわかるわけではない。

弟がクークーという名前に反応し始めるのに、そう長くはかからなかった。犬が名前を呼ばれると尻尾をふるように、呼びかけるとクークーは僕に目を向け、いろいろな表情を見せた。両親が何と言おうと、僕には彼が自分の名前を認識したことがわかった。もう少し大きくなって自力推進式になると、呼べばやってきて、家じゅうを僕について回るほどになった。まるで犬だったが、犬ほど従順ではなかった。

だが大きくなるにつれて、その名が不適当であることを示す問題が浮上してきた。最も重大なのは、言葉を覚え、クークー言うのをやめたことだ。名前における、かつての妥当性がなくなったのだ。最初は面白い奴だった弟が、厄介な存在になった。おもちゃを奪って、ときには壊す。人が貯めていた小銭をくすねてキャンディを買う。そういうわけで、こいつには新しい名前が要ると判断したのだ。当然の決定だった。僕は弟の最大の特性をもとに、再び彼に名前をつけた。ヤジュウだ。弟はずっとヤジュウのまま、一六歳ぐらいになった。その頃になると、ヤジュウと呼ぶにはあまりに成長しすぎたことに気づいたが、どうしてもクリスという名を好きになれなかったので、もう何とも呼ばないことにした。

今では、彼に何か話すことがあるときは常に「おい」と言っているが、ここ数十年はそれでうまくいっている。人との会話で彼を引き合いに出すときは、いつも「僕の弟は」と言うが、たまに母がつけた名前を使うこともある。ごくたまにだが。

僕の命名法の例は他にもたくさんあるが、ありふれ型社会の人たちとは争いになるような例が多い。どんな場合でも、名づけには確固とした論理的根拠をもたせているると僕は主張しているのに、皆、理不尽にもその名前に難癖をつけるのだ。

仕事や居住地に関連する名前をつけると、よく問題が起こることがわかってきた。たとえば僕はラドローに住んでいる人を、まさにしかるべくラドロヴィアンと呼ぶ。だが、ラドロヴィアンの中にはそれに異議を唱える人がいる。なぜだ？　僕が彼らをそこに住まわせたわけじゃない。ラドロヴィアンになるのがいやなら、もっと自慢できる場所に引っ越せばいいじゃないか。僕を責めるなよ！現に、どの町にも居住者はいるのだ。賢い人なら自分がどう呼ばれるか知っている。英語では〝ite〟とか〝ian〟という文字が住んでいる場所の名前につく。それが言葉のルールというものだ。気に入らないのなら引っ越したらどうだ！

ずっと昔、ゼロックスの人たちと働いたことがあった。彼らはゼロイドだった。現在では、クラウン・パブリッシング・グループの人たちはクラウナイトで、ペンギン・グループの人たちはペンガイトだ。ロングメドーに住む人はロングメディアンだし、そこから数キロ離れたコンウェイにはコンウァイトが住んでいる。

こんなふうに人の命名に取り組んでいるのは、僕だけではない。自分たちのことを堂々とトレッキーと呼ぶ『スター・トレック』のファンたちを見るがいい。彼らは僕と同じことを、自分に対してやったのだ。その中にはアスペルガー者がたくさんいると聞いている。なるほど、納得だ。

僕が時々、奇異に聞こえるような名前を使うのは、まったく無意識のなせる業だ。制御するのは難しい。そうかと思えば、あまりよく知らない人と一緒のときは言葉の選び方に気をつけ、人に対して望ましくない名前や言葉を使うのを控えることもできる。おかげで社交における成功率は上がったが、ただでさえ厄介な境遇なのに、さらに少しばかりストレスが加わっている。

実は大人になって、ごく親しい人以外に名前をつけるのはやめた。息子のクーマはこれからもずっとクーマであってジャックではないが、三〇年前ならウッドチャックだったかもしれないジョージ・パークスは、ずっとジョージであり続けるだろう。このルールの唯一の例外は、誰かが自分で自分に命名する場合だ。たとえば、友人のモイラ・マーフィーがツイッターに参加したとき、彼女は僕やその他の友人たちに自分の新しいハンドル・ネームを知らせた。それで、僕の思考のスイッチは入ってしまった……。

その瞬間から、彼女には名前がついた。これからもずっとそのままだろう。マーフ・スマーフ（訳注：スマーフは米国のアニメーションに登場する人間に似た青い体の小さな生き物）だ。

行儀に気をつけよう

子どもの頃は、変な表情や奇妙な振る舞いをする子だとまわりの人からよく責められた。僕としてはそれが自分のありのままなので、子どもながら本当に気分を害していたものだ。いったいどんな悪いことをしているというのか、と思った。

今ではものごとを違った角度から見ることができる。僕の見た目や振る舞いに、他人はある決まりごとを求めているとわかったのだ。その求めに応じられないと——とりわけ初対面の場合は——人はこちらと親しくしようとも一緒に働こうともしてくれないし、何かを訊《き》いても返事さえしてくれない。求められるように振る舞い、よい印象を与える責任は自分自身にあるのだ。

その責任を果たすには、自分が陥るさまざまな状況で、いったい何が求められているのか、どうしたら〝普通〟に振る舞えるかを学ぶ必要があった。そのための第一歩は、〝普通〟の本当の意味を理解することだ。驚いたことに、その答えはごく単純なものだということがわかった。多くの人にとって、普通とは〝行儀がいい〟ということだったのだ。

僕を育てるのに関わった人は皆口をそろえて、お前はまったくお行儀がなっていなかった、と言う。

今でも覚えているのは、母が僕の顔を見て食べ物がついているのに気づき、こう言ったことだ。「お顔をごらん！　おばあちゃんが見たら何て言うかしら？」。母としては僕を叱るつもりで言ったのだが、そんな言い方ではまったく効き目はなかった。当時、顔じゅうに食べ物がついていることを、ましてそれを気にする人がいるかもしれないことを、僕がちゃんと理解していたとは思えない。そういう基本的なことが理解できていないのに、どうして母の言葉の意味がわかっただろう？

だが幼いながらに、母の声の調子から、何かがまずいことは多少なりともわかった。でも、いったい何が？

祖母のキャロリンは常に、僕のお行儀について文句を言っていた。彼女はジョージア州ローレンスヴィルの自宅に僕が滞在しているときはいつも、そのお行儀の改善に努めようとしたが、僕は訓練可能な相手ではなかった。当時は祖母の教えを理不尽なものと思っていたので、ばからしいと感じる言いつけにはことごとく反抗していた。

祖母は二人のいとこのリーとちびボブを、始終、僕と比べた。いとこたちは話しかけてくるどんな大人に対しても「はい、わかりました」とか「いいえ、違います」とか答えるので、そのまま〝お行儀のいい言葉づかい〟で話すことになる。祖母は決まってそのことを言い立てるのだが、一方、僕はといえば意味がないと感じる大人の言いつけには、知らん顔をしたり疑問を口にしたりしがちだった。ちびボブが「はい、わかりました！」と言うのに、僕は「いやだ！」とか「なんで？」とか言うので、大人にはあまり気に入られなかった。

「どうしてあんなふうに話さなきゃならないの？」。僕は祖母に尋ねた。「それはね、年長者を敬うためだよ」と祖母は言った。祖母キャロリンは、どんな質問にも答えを用意していた。でも、あいつらは大人を敬ってなどいない。僕にはわかっていた。ただ、そういうふりをして、遊んでいるだけだ。大人が行ってしまうと、とたんにリーとちびボブはその背中に向かってあかんべえをして、その人の口調やしぐさを笑い飛ばす。そして、再び大人が現れると、背筋を伸ばし、すぐさま「はい、わかりました！」に戻るのだ。

あいつらは犬と同じだ。人が見ているときは指示された場所で寝そべっているが、目が離れたとたんに、部屋じゅうの調度品を飛び越え、テーブルの上のものを食べるのだ。飼い犬がそれをしたとき、僕の怒りは頂点に達した。そして、リーとちびボブのインチキなお行儀もまた、僕の怒りを募らせたのだ。

僕は大人に好かれたかった。家族を手助けしたかった。だけど、同年代の子どもと違《たが》わず、遊んだり楽しく過ごしたりもしたかった。しかも、自分の気持ちに正直でもあった。だから、車の中の荷物を家に運んでちょうだい、と祖母から頼まれたときに難しいパズルを解くのに夢中だったりすると、「はい、わかりました！」とはなかなか言えないのだ。**今すぐ運ばなくたっていいだろ？　パズルのほうがもっとずっと大事なんだ！**「いやだ！」。僕は自分に正直に、そう答えるのだった。

反抗の日々は延々と続き、ついに祖母は僕に「はい、わかりました」と言わせることをあきらめたが、その他の行儀については決してあきらめることはなかった。祖母はこう説明していた、「お行儀とか、立ち居振る舞いとかそういうのは全部ね……エチケットというのよ。世の中を渡っていくにはなくてはならないものなんだよ、坊や」。祖母は僕がすっかり大人になってからも、ずっとそう言い続けていた。

キャロリンがいつまでも根気を切らさなかったおかげで、いくつか実際に定着したことがある。たとえば、彼女はナイフとフォークの正しい持ち方を教えてくれた。おそらく、その持ち方が理にかなったものだったので、うまくいったのだろう。今でも、それに勝る、より機能的な持ち方を僕は知らない。幼い頃やっていたように、拳《こぶし》を丸めてフォークを握ると、効率が悪い上に不作法だ。作法に則った持ち方だと、フォークを意のままに動かすことができる。発想としても、マナーとしてもすばらしい。

(拳を丸めてフォークを握るのが唯一役立つ場合とは、食べ物を盗まれて、犯人を突き刺したいと思うときだけだ。しかしながら、僕は人を突き刺すのは大変無礼なことだと心得ているので、フォークはいつでも大人の作法に則った持ち方をしているし、略奪者から料理の皿を守るときは自分の低いうなり声に頼ることにしている)

行儀作法がすべて、フォークの持ち方のように論理的だったらいいのに！　だが残念ながら、そうではない。僕のようなアスペルガー者が悪評どおり論理的でストレートである一方、行儀作法はたいていの場合、そういうものではない。それは〝常識〟でもなければ、〝正しい行い〟でもない。僕にはしっくりこない所以《ゆえん》である。

たとえば、深皿に入ったスープの飲み方を考えてみるといい。子どもの頃の僕は、スープを飲むときは残り少なくなるまではスプーンを使い、それから深皿を持ち上げて傾け、残りを飲み干していた。僕にしてみればわかりきった話で、スープを平らげるための最も効率的な方法とは、深皿を傾けてそこから直接飲むことだ。むしろ、自分が使う深皿のカーブに特にぴったり合わせてつくられたスプーンがないのなら、最後の一滴まで飲み干すにはこの方法しかない。しかも、もったいないことをするな、というのは常識ではないか。

正しい行い――自分がされてうれしいことを他人に対してもしましょう、という道徳規範――に、スープを深皿から直接飲むことはあまり関係しない。食べ物を投げたり、隣の人をフォークで突き刺したりするのは正しくないと知っている。だが、自分に出されたスープを深皿から飲んで、いったい誰に害を及ぼすというのだ？　害などない。それが答えだ。

けれども……それは不作法なことだと祖母は言った。長い間、論理的思考のせいで僕はそういった作法に従うことができなかった。そんなのは非論理的でばかげたことだと思っていたので、どうしても従いたくなかったのだ。しかし、たとえ非論理的で無駄で意味のないものに思えたとしても、そうした社交上のルールを守ることで自分が得をすることがようやくわかった。今ではスープの皿を見ても、礼儀正しく振る舞うほうがいいとわかっているので、スプーンを手に取る。めったに飢えることのない、この豊かな社会では、皿を傾けたら飲める程度のほんのちょっぴりのスープよりも、誰かひとりに与える好印象のほうが、価値がある。もちろん、飢え死にしそうな場合は別だが。

それともうひとつ。礼儀作法なんてまったく意味がないと思っていたのに、そんな僕をよくぞ家族は必死でしつけようとし続けてくれたと思う。その努力がなかったら、お粗末ながらも現在わきまえている礼儀を身につけることは絶対になかっただろうし、結果として、社会的に不利な状態で大人の世界に踏みだしていただろう。

こうして僕は、家族に叩き込まれたわずかばかりの礼儀と、持って生まれた、もしくは伸ばすことのできた善悪の判断力のありったけを携えて、大人の世界に入った。それを倫理基準と呼ぶ人もいるかもしれないが、僕に言わせれば、自分はそこまで洗練されていなかった。どう呼ぼうと、それは親しい友人や家族のそばにいるときは役に立ったし、人生における大きな決断にも常に働いた。しかし残念ながら、論理的で善悪の判断に基づく行動戦略では、パーティーのような、肩のこらない交流の場では失敗するのだ。

大人として社交の場に出るようになるとすぐに、そのことを知った。それは初対面の人たちと会ったときのことで、彼らは僕自身や僕の礼儀作法にいい顔をしなかったのだ。僕は当初、薄っぺらでうわべだけのポーズだと気づいたものには反感を示していた。どうぞお通りくださいってドアを押さえておくのが何だっていうんだ？　自分が通るなら自分の責任でドアを開けたらどうなんだよ？　やがて、論理や道徳にかなった行動だけでは何かが足りないことがはっきりした――〝他の人と同じように行動する〟ことができなかったため、僕は初対面の人から避けられていたのだ。

僕は内面的にはちゃんとした人間だが、それに気づいてもらうことができなかった。礼儀作法がなっていないために、初対面の人たちはむっとするか困ってしまい、なかなか僕のところに長くとどまっていてくれなかったからだ。「お前の態度はまるで山出しの田舎者だな、坊主」と祖父は言った。実際に山の中――それに一番近いところで行ったことがあるのは、田舎っぽいジョージア州の祖父母の家だが――に住んではいなかったが、そのときはっと気づいた。振る舞いを変えれば、人は僕を今より好きになってくれるかもしれない。もっと友だちができるかもしれない。やってみる価値はありそうだ。

そう決心したのは二〇代半ばのことだ。ある点では早めだったが、多くの点では遅めだった。振り返ってみて思うのは、もし一〇代のうちにいくらか自分を変えて、あの非論理的な作法のことをもう少し気に留めていたら、人生はもっとずっと順調なものになっていただろう、ということだ。

いったん変わろうと思えば、道ははっきりしていた。僕はもう大人になっていた。祖母はすでに他界していたので、もう誰も教育してくれる人はいない。自分で自分を教育しなくてはならないのだ。これまで何度もやってきたように僕は書店に向かい、手引書を探すことにした。礼儀作法なんて単純なことだろうと思っていたが、それは間違いだった。

礼儀作法とエチケットについての金字塔ともいえる本は、エミリー・ポスト著『Etiquette（エチケット）』だ。僕が大いにげっそりし、また仰天したことに、それは八〇〇ページにも及ぶものだった！内国歳入法典に勝るとも劣らぬ、手ごわい相手だ。それでも、その本を買い、家に持ち帰った。

どうやらエミリーは、ありとあらゆる社交上の場面――計り知れないほど多くの場面――にルールを設けているようだった。食事の席で、職場で、バーで、劇場でいかに振る舞うか。身だしなみや歩き方をどうするか、さらには、どういうふうに話すべきか、どういうときに黙っているべきか。その複雑さときたら、大変なものだった。僕以外の世間の人は皆、こんなことをすでに承知なのか?と思った。他の人のことはともかく、もっと簡単な方式が必要だとすぐに気づいた。ずっと昔、人を観察しろと祖父が言っていたことを思いだした。まずはその助言に従い、それをエミリー・ポストの本の抜粋で裏打ちして、自分なりのルールをつくった。信頼できる人たちの助言や、しかるべき振る舞いについてのエミリーの意見や、あの倫理基準を踏まえ、他人との交流でうまくいく場合とそうでない場合を念入りに観察し熟考した上で、計画を立てた。

まず、人との交流において未知の場面に遭遇したら、他人を観察し、その行動を真似すること。これは、スーツの着用、ナイフやフォークの扱い、食事の仕方、玄関の出入り、その他多くのことに適用できた。観察し、様子を見計らってから真似ると、ずっとうまくいく。祖父が教えてくれたのはこういうことだったのだ。

何気ない会話を交わすときは、頭の中の時計を作動させるようにすること。これは、サンフランシスコのキャリア・カウンセラーのマーティー・ネムコから実際に教わったことだ。彼はこう言った、「話し始めてから三〇秒は頭の中に青信号をイメージするんだ。三〇秒たったら、信号は黄色に変わる。六〇秒たったら赤信号だ」。これはたいていの会話の場面に効く有益なアドバイスだった。自分自身を監視するのは、いくぶん精神力を費やすものだが効果はある。

かつての僕は、会話の機会をつかんだらすぐにすべてを話しきってしまわねば、と思っていた。なにしろ、僕と人との触れ合いはほんのつかの間だったからだ。どのみち、その人とは二度と話す機会はなさそうだった。人とつかの間しか触れ合えなかったのは、僕が延々と話し続けるので、相手は気が遠くなるほど退屈し、逃げだすからだと今ではわかっている。アメリカンプレジデントラインズのあの大きなコンテナ船に採用されている、六万六〇〇〇馬力のMAN B&Wディーゼル機関のことなんか、たいていの人にはどうでもいいことなのだとようやくわかった日は、悲しかった。世の中には重要で魅力的なことがあふれているのに、ありふれ型の人たちは無関心でいたいのだ。だから、とめどなくしゃべるのはやめにした。少なくとも、やめようと努めている。

「どうぞ」や「ありがとう」をかなり頻繁に言うことを覚えた。これはよい結果をもたらす簡単な心得だ。常に意識しているわけではないが、実践するべきことだと思っている。「どうぞ」や「ありがとう」の言葉に、不実や不快を感じさせるものはない。たとえ気に入らない奴がいたとしても、彼が金槌《かなづち》を渡してくれたら僕は「ありがとう」と言うし、「どうぞ、そちらへ寄ってください。脇を通らせてもらいます」とも言うだろう。これらの言葉のおかげで、ものごとは円滑に運ぶ。ちょっと通してくださいと頼んで拒まれることはめったにないが、無言で人を押しのければたいていの場合、厄介な成り行きになる。お行儀が関係ないスポーツ競技に参加しているのなら、話は別だが。

礼儀作法の達人らはよく、「どうぞ」や「ありがとう」以上のレベルを習得し、他人について具体的にうまいことを言うようアドバイスをしている。たとえば、「スーザン、今夜のドレス、とってもすてき!」とか言ったらどうかというのだ。僕は通常、このアドバイスには従わない。結局、インチキな褒め言葉と作り笑いの応酬が仕組まれた、薄っぺらな会話に行きつくと思うからだ。僕の親戚の中にはそういう振る舞いをする人がいて、その言葉は絶対に信用ならないので果てしなくいらいらさせられる。はたして本気で言っているのか、それとも会話を成立させるために話をでっち上げているのか、さっぱりわからないからだ。

さらには、〝礼儀正しい〟装いの問題が……。

最近では、どこかへ出かけるということになると、そこでは人がどんな服装をするのかを事前に調べて適切な装いができるよう努めている。非社交的だった頃は、どこへ行ってものけ者だったので服装なんてどうでもよかった。しかし現在、いろいろな社会集団に属してみてわかるのは、一応、他の人の服装におおむね釣り合う装いをしていれば、そこに溶け込むのはずっと容易だということだ。また、僕は下着姿では絶対に人前に出ない。

以上のように単純化した礼儀作法など、大したものではないように思えるかもしれないが、それは僕と世間とのつき合いを変えた。今では、行事やパーティーに誘ってもらえるし、また次の機会にも誘ってもらえる。高校時代の集団内での自分の立ち位置を考えると、誇りに思えるほどだ。身構えたり間違った振る舞いをしたりすることを最小限に抑え、ほんの少し効率性を捨てただけで、ここまでのことができたのだ。

初めて礼儀作法に目を向けた一〇代の頃は、そんなものは身勝手な大人が自分たちのために書いた行動基準でしかない、と思っていた。だから僕の目から見れば、ほとんど無用のものだったのだ。年月を経た今では、礼儀作法とは誰にとっても人生を円滑に、よりよくする行動基準だと理解している。一〇人を通すためにドアを押さえているときなど、不都合を感じることもあるが、その代わり、見知らぬ人が同じことを僕にしてくれることもある。親切や思いやりがどう報われるかは必ずしも予見できないが、たいていは報われるものだ。昔、出会った人たちが、僕を見て行儀の悪い子だとそっぽを向いたのと同じ理屈で、今は初めて出会う人も礼儀をわきまえている僕を見て、知らず知らずのうちに親切にしようと思ってくれるのだと思う。礼儀正しく振る舞えば、人の心に好意を蓄えることになる。その好意の蓄えがあれば、何か迷惑をかけてしまったとしても人は大目に見てくれるものだ。

だから、僕の言うことを信じてほしい。僕は別に、お行儀の手本となるような人間ではない。正直に言えば、無礼でだらしないことも多々ある。ただ、礼儀をわきまえる以前の自分と比べれば今のほうが一〇〇〇%もいいし、世間とのつき合いにおいて、礼儀をわきまえたことによる効果は絶大だったのだ。

気づかいの理由

高校に入学するまでの僕は、論理的で実用本位の態度や行動に価値を認めていたが、より重大な行動についてはそれをするべき理由を、たとえば学校に在籍し続ける理由をどう認めたらいいのかわからなかった。

高校二年生のときに、僕のような子は卒業して大学に行くものとされていると知った。僕はコンピュータや電子工学が大好きだったから、当然、自分はエンジニアになると想像していた。しかし、たとえその夢が保証されているとしても、高校から大学へ、そしてプロのエンジニアへと至るはっきりとした道筋が、なかなか頭の中には浮かばないのだ。あまりにも問題が多すぎた。家庭生活は、飲んだくれの父親と精神に異常をきたした母親のせいでひどいものだった。さらに、僕はどうも先生たちが望むことに意識を集中できないようだった。授業にむかついて、学校の視聴覚センターでよく過ごしていた。授業をさぼってまで、そこに行った。追いだされると、繁華街をうろついた。それのどこがいけないのか?　何といっても、〝ハングリー・ユー〟や〝オーギーの新聞屋〟のほうが学校の図書館よりずっと興味深いのだ。そんなことをするために、学校を一日じゅうさぼっていた。

学校をさぼっていると、覚えたばかりの電子機器のスキルを通じて知り合ったミュージシャンたちと、より多くの時間を過ごすようになった。楽器を弾くことを覚える子もいるが、僕は独学で楽器を直すことを覚えた。学校で落ちこぼれていくにつれ、僕はその仕事にますますやりがいを感じるようになった。

問題の一端は僕にあったが、もう一端は学校自体にあった。とにかく授業に出ても、皆と足並みをそろえてやっていけない。宿題はやろうともしなかったし、テストには、まったく関心がなかった。僕を軌道に戻そうと近づく学校関係者は誰もいなかったので、僕はきりもみ状態で落下し続けた。そして常に問題を抱える、生意気な奴になった。反省室に送り込まれなかったときは、保健室に行って昼寝をした。以上の結果は目に見えていた――成績はオールF（落第）。それは来年もまた二年生をやりなおすことを意味し、僕は自分が大学生になれる器ではないと思い知らされたのだ。

「まだ卒業できる見込みはあるぞ」。進路指導担当の教師は言った。だが、自分で卒業の可能性を考えると、彼が本気でそう言っているのかどうか疑わしかった。まして大学の夢なんて、どんどん遠ざかるばかりだ。高校生活は永遠に終わらないのだと確信した。

何で、わざわざ卒業しなくちゃならないのか？

頭の中で自分の思いを箇条書きにしてみた。学校にはまったくむかつく。初めてできた唯一のガールフレンドには、この間振られた。他にほとんど友だちはいない。授業から得られるものはない。誰も僕に出席してほしいと思っていない。学校にいるべき理由がない。振り返ってみて気づくのは、あの頃はとても寂しかったし、たぶん落ち込んでもいたことだ。だが、僕は理性的だったから、次に打つ手を念入りに考えた。

外の世界にはチャンスがあふれている。地元のミュージシャンたちのためにもっともっと働けば、フルタイムでバンドの活動に参加できるかもしれない。自動車工として、車を修理する仕事だって手に入るかもしれない。トラックの運転や農業機械の操作など、他にもできることはある。僕はすでにちょっとした仕事をして、報酬も得ていた。六〇ドル、いや九〇ドルという金がポケットに入っているときもあった。そういうときは、自分が本当に金持ちになったような気がした。

こうした具体的な見通しと比べると、だらだらと高校に通い続けたあと、大学に入れてもらい、また四年間同じことを繰り返すというのは現実離れした考えに思えた。まず厄介なのは、自分以外の同級生がみんな進級するときに恥をかかされることだ。**僕以外に何人が落第するのだろう？**と考えた。あと三年も高校生活を送るなんて、想像するのもいやだった（訳注：アメリカの高校の多くは四年制）。「成功するかどうかは君自身にかかっているんだよ」。教師たちは言った。「行動を改めないとだめだ。もう授業はさぼるなよ。そして、真面目に勉強に取り組みなさい」。どうせできないだろうと嘲《あざけ》るかのように、彼らは人を見下した態度でそう言うのだった。

現在の教師なら、僕に検査を受けさせ、特別支援が必要との評価を与えるだろう。だが、一九七〇年代当時では、そうした建設的一歩が踏みだされるには将来を待つしかなかった。だから、彼らの言うことを認めざるを得なかったのだ。僕はやる気がないと見られていたし、不機嫌に振る舞っていた。

怒りと不満を募らせ、すねているティーンエイジャーという役を完璧に演じていた。まさにそのとおりだったからだ。けれども、それだけが僕の反抗や振る舞いの原因だったわけではない。むしろ、そんな振る舞いをしていたからこそ、どうにかその日その日を切り抜けることができたのだ。

どういうことかというと、授業をさぼったり勝手な行動をとったりすることだけが、学校生活をしのいでいくための手段だったのだ。どうしてそれをやめられようか？〝真面目に取り組む〟能力をもっていたら、とっくにそうしている。知識の重要性はわかっていたが、必要なことはどんなことでも大学の図書館や研究室で、自力で学べると考えていた。それに、どっちにしろ十分すぎるくらいの知識はもっている、という確信もあった。

大学に行くチャンスをふいにしたとしても、独学で勉強できるなら、どうしてアマースト高校に居続ける意味があろうか？

「どうして、やめちゃいけないんですか？」。この質問を、進路指導の教師に何度となく繰り返した。答えなんかないように思えた。それどころか、とりわけろくでもないある教師はこう言ったのだ、「いいか、中退したら、結局はどこかのガソリンスタンドで給油なんかをする負け組になるんだ。今どき、軍隊でさえ高校中退者は採らないんだぞ！」。その言葉で決まりだった。そういう類の文句なら、家にいれば父親の口からいつでもタダで聞ける。学校にいてもせいぜい、この程度の安っぽい脅し文句しか聞けないのなら、もうやめよう。

一六歳で僕は中退した、いや、見方によっては学校から放りだされた。ひとつだけ確かなことがある。

退学したとき、学校は僕を求めていなかったし、僕も学校を求めてはいなかった。お互い目の前からいなくなって、せいせいしたというわけだ。

学校をやめるとすっきりしたが、同時に恐ろしくもあった。「お前はもう大人だ」と言われ、その本当の意味をすぐに理解した。つまり、仕事を得ろ、でなければ飢え死にするんだなということだ。まずは金を稼げることなら何でもやろうと、車やギターのアンプの修理をし、他にも仕事を探し回った。

同時に、今では一員となった、大人の世界を理解しようとした。年上の人たちが、君はもう〝大人〟なんだから、と言って勧めたり、指示したり、命令したりすることの多くは、まったく無意味でばかげたことのように思えた。礼儀正しく振る舞いなさい。シャツのボタンはきちんと留めて、洗い立てのズボンをはきなさい。髪はちゃんととかして散髪しなさい。汚い言葉づかいはやめなさい。「そんなことで、もっと楽しく幸せになるっていうわけ？」。よくそう訊《き》いてみたものだが、どれひとつとして満足のいく答えはなかった。それのどこが僕のためになるっていうのか？　誰も答えられなかった。

「レストランで悪態をつくのは不作法ですよ」と祖母は言った。だから何だよ？　不作法だったらどうだっていうんだ？　「そんな髪をして、まるで野蛮人だね」と祖母は続けた。そんなこと知るか。自分で自分を見るわけじゃなし、まわりに友だちだっていないんだ。それに僕がどう見えようと、おばあちゃんは僕のこと好きだろう？　他人から要求されることは、ただうっとうしく、実に身勝手な内容だった。みんなが僕の振る舞いに文句をつけるのは、僕を変えることで、自分たちがいい気持ちになりたいからだ。これは全部、他人の話であって僕の話じゃない。

数年がたち、僕は実社会で身を立てた。いくらか稼いだし、損害をこうむったこともあったが精力的に乗り切った。その間、頑固に自分だけのスタイルを貫いていた。着たいものを着て、髭《ひげ》と髪は伸びるに任せ、ほとんど人と交わらない。僕の服装や話し方や振る舞いについて指図する者なんて誰もいない、と思っていた。僕を負け犬と言った連中に、それが間違いだったと教えてやるんだ。特に親父に。

一八歳になる頃には、地元のミュージシャンの間では電子機器の天才として名を上げていた。僕は自分の力でやっていた――バンド〝ファット〟のメンバーと一緒に暮らしていたのだ。まだ社会的成功をつかむことはできなかったが、技術的な能力のおかげで、そうこうするうちに生計を立て、いくらか尊敬もされるようになった。人は僕のことを変な奴だと言ったが、音楽と電子機器のこととなると、心得のある人だ、とも言うのだった。そんな調子で過ごしていた――彼女と出会うその日までは。

高校時代に振られてから、僕はずっと独りだった。仕事をし、バイクに乗り、食べて寝る。ほとんどそんな生活だった。いつもサウンド・ボードのところに座って、うちのバンドの演奏が流れるなか、カップルができていくのを眺めていた。ナイトクラブはそのためにあるのだ。僕らの演奏は客たちの雰囲気を盛り上げるのだが、どういうわけか、客にはそういう効き目があっても僕にはまったくだめだった。僕にも効けばいいのにと思ったが、決してそうはならなかった。子どもの頃、みんなに言われた悪口は真実だったのかもしれない、と思い始めた。学校を離れて大人の世界に入っても、悪魔はついてきたのだ。当時の僕の気持ちをひと言で表すなら、まさにこうだ――悲しく寂しかった。

寂しさの真っただ中にいた頃、彼女が現れた。それまでにも、〝ラスティ・ネイル〟で演奏したときに何度か見かけたことはあった。彼女は僕よりも少し背の低いかわいい娘《こ》で、茶色いショートヘアの毛先が内側にカールしていて、瞳は黒かった。演奏を聴きにくる大勢の女の子たちの顔はわかるようになったが、誰も僕に関心を寄せることなどなかった――それまでは。彼女は僕に近づくと、話しかけたのだ。その瞬間、驚きとともに彼女に惹かれ、同時におじけづいた。

毎日、男とは話をしていた。バンドのメンバー、僕たちの演奏するバーやクラブの連中、店やガソリンスタンドの男たち、どこの演奏場所でも入り口を見張っている警官や警備員たちとも。だがどういうわけか、彼らと話しても僕の孤独感は癒《い》やされなかった。誰か特別な人、まさに人生をともに過ごす相手が欲しかった。恋人が欲しかったのだ。

恋人を見つけたいと望んではいたが、どこでどうしたら見つけられるのかさっぱりわからなかった。そんなとき突然、彼女が目の前に現れてこう言ったのだ、「その機械、ほんとに面白そうね。どうなってるのか教えてくれる？」。彼女は恋人ではない――そのときはまだ――が、女だった。しかも、僕に興味をもっているのだ。あんまり驚いたので、どんな言葉を交わしたのかまったく覚えていないが、その夜のことは、これからも決して忘れないだろう。また、あの娘に会えるだろうか？　バイクを飛ばして帰る間も彼女のことが頭から離れなかったし、その翌日もずっとそうだった。すると、彼女はまたも現れ、僕の隣に座って夜通し話をしたのだ。

僕は彼女をじっと見つめ、彼女の話すことすべてに耳を傾けた。彼女は大学で看護学を学んでいた。僕より五歳年上で、きれいであかぬけていて頭もよく、何より驚いたことに、この僕にいたく関心をもっていた。これがいつまで続くだろう？　今までまわりから言われてきたことが頭に浮かんだ。行動を起こすときが来たのだ。

翌日、僕は靴下や下着に至るまで、身につけるものすべてを洗濯した。なるべく穴の少ないブルージーンズをはいた。工具箱からはさみを取りだし、髪を切った。突然、祖母の言っていたすべてのことが意味を成したのだ。人から異様なもののように見られたくない。酔いどれの船乗りみたいに思われたくない。悪臭を放ちたくない。彼女に好印象を与えたかったので、そのためなら思いつくどんなことでもやった。

彼女が乗りたいというときに備えて、バイクをぴかぴかに磨きさえした。バイクも僕も、ここ何年かのうちで一番イケていた。バンド仲間もそれに気がついた。びっくりしたことに、その意味を彼らはちゃんと知っていたのだ。「見ろよ……ジョンに彼女ができたぞ」と言うのだ。自分では、そんなにあからさまに変貌《へんぼう》したという実感はなかったし、その原因もすぐに見抜かれるとは思ってもいなかった。でも、いいさ。大事なのは、僕が彼女の目にかっこよく映ることなのだ。連中から軽くからかわれても、うまくあしらうことができた。

効果は表れた。「ねえ、仕事が終わったらどこかに行かない?」。信じられないことだった——デートに誘われたのだ。今までなら絶対になかったことだ、と思った。清潔な衣服か、髪か、それとも他の何かのおかげか? それはわからなかったし、恐くて訊《き》けなかった。キャシー・ムーアは、僕が大人の世界に入って初めての恋人となった。僕たちはホエートリーのトラック・サービスエリアで食事をしてから、バイクに乗って出発した。「どこかに行って星を見ましょうよ」。彼女は言った。僕たちは遠く町はずれまで行き、そこで夜明け前の空を見上げながらひと晩過ごした。僕と彼女と、僕の黒いホンダのバイクとで。

その最初のデートの夜、僕がぎこちなくロボットのような態度だったのは間違いない。いや実は、当時ほとんどの夜がそうだった。にもかかわらず、あるいは、たぶん僕ならではの変人っぽい魅力のおかげで、僕らはうまくいっていた。互いに手を握り、寄り添い、夜明けまで語り合った。彼女が僕に何を求めていたかはわからないが、僕はあまりに内気で臆病だったので、それ以上は何もしようとしなかった。彼女が眠りに落ちると僕は身を横たえ、この女《ひと》は明日も僕のことを好きでいてくれるだろうか、と考えた。だが驚いたことに、そうだったのだ。何日も何週間も過ぎるうち、僕たちは互いをもっとよく知るようになり、僕には前より自信がついた。彼女は車を持っていたので、二人であちこちに出かけるようになった。

彼女はレミンスターのセント・ブリジッド高校にいた頃のことを話した。僕と違って、優秀な成績で卒業し、大学に進んでいた。電子工学はどこで学んだの、と訊かれて、マサチューセッツ大学だと答えたが、本当は大学生じゃないと告白する羽目にならないうちに、すぐに話題を変えた。学校をやめなきゃよかったと思い始めた。中退したのは恥だと感じるようになった。当時、学校をやめたことは誰にも打ち明けていなかったが、自分では認めるところだったし、そのことが僕を蝕《むしば》んでいた。

恋人ができて初めて、自分の振る舞いや外見が他人にとって意味をもつのだとわかるようになった。今までそれがあまり理解できなかったのは、おそらく誰かと十分に強い関わりをもった経験がまったくなかったからだろう。やっとそれがわかって自分なりに精いっぱい努力したが、野蛮な子どもとして生きてきたため、ことは難航した。両親は自分たちの問題で手いっぱいだったので、それまで僕に社会生活についてあまり教えてこなかったし、僕もまわりが与えてくれる助言をことごとく拒んできた。当時はわからなかったが、アスペルガー者特有の周囲への無関心が、僕の抱える問題をさらにこじらせていたのだ。目いっぱい頑張りながらも、人の助言に耳を傾けてもっと早くに行動を起こしていればよかった、と思った。

もう一九歳になろうとしていた。家族のもとを去り、学校をやめ、バンド活動に参加した。それまでずっと、自分以外の人の思いや言葉をほとんど無視して生きてきた。突然、僕の世界は変わった。長年ずっと問い続けていた、あのひねくれた質問の答えがわかったのだ。何でわざわざそんなことを？

そう、僕はわざわざやったのだ。なぜなら、愛する大切な人がいるということは、僕にとってこの世で最も大事なことだから、自分もその人にとっての愛する大切な存在となれるよう意識し、それにふさわしい身なりや振る舞いをしなくてはならない、とわかったからだ。大変なように思えても、それこそが、一連のことをわざわざしなくてはならない理由だったのだ。

あれから何年もたち、僕の人生からキャシーがいなくなって久しい。キャシーは他の人と結婚しているが、彼女がもたらしてくれた感情は決して僕から消えることはない。

怖いものは何？

子どもの頃はフィラデルフィアに住んでいて、博物館が僕のお気に入りの場所のひとつだった。列車と恐竜の二つに特に興味があり、どちらもフランクリン協会科学博物館で見ることができた。そこには、でかい模型列車が展示され、本物の蒸気機関車もいくつかあった。まるで本当の機関士みたいに、運転台に乗り込んでレバーの操作をやらせてもらうことができた。別の部屋には、恐竜やその骨格がいっぱい展示されていた。その大きな恐竜の部屋を歩き回るのは大好きだったが、列車の部屋にいるときとはわけが違った。恐竜の部屋では、特にその巨大な生き物の歯を見るときは、勇気を出さねばならない。展示されている骨格のひとつは、プレシオサウルスという巨大な肉食の水棲恐竜のものだった。「獰猛《どうもう》な恐竜なんだ」と博物館の案内人は言った。「でも、六五五〇万年前に絶滅しちゃったからね。もう、怖がることはないんだよ」

そういう説明は聞いたが、僕はだまされなかった。何かが絶滅したと科学者が主張しても、それがいつも正しいとは限らないことを僕は知っていた。シーラカンスを見てみろ、あれだって何百万年も前に絶滅したことになっていたのに、僕が生まれる何年か前にアフリカの沖で漁師が捕まえたじゃないか。僕が読んだ本によれば、深海の大部分はまだ調査されていない未知の世界だという――人間は、深海に住む生物のたった一〇％しか知らないのだ。当然、僕にすれば、生きた恐竜が深海にいてもおかしくない。プレシオサウルスは、まだそこにいるかもしれないのだ。

大人たちの言う〝頭のいい子ども〟であるがゆえの問題だった。何かを学べば、なかには怖い話もある。しかも、それがどうして怖いのか、誰もわかってくれないのだ。

家族でニュージャージー州のアトランティックシティーのビーチに行ったときは、とりあえず勇気を出して海に入った。海にはたくさんの人がいたし、誰が恐竜に襲われたりするものか、と両親が言ったからだ。けれど僕は、プレシオサウルスやその他の水棲恐竜が絶対に襲ってこないような浅瀬に居座っていた。

浅瀬にいれば、引き波やキラー海藻やその他、深海の周辺に潜むものから身を守ることができる。そういう知識があっても、恐竜が出てくる怖い夢を見たことは一度もなかった――〝ネス湖の怪獣〟のことを読むまでは。その話は僕を不安に駆りたてた。ネス湖という、スコットランドのどこかにある湖で、何か大きなものが泳いでいる写真を見たのだ。博物館のプレシオサウルスにそっくりだった。しかも生きているのだ。**ここに現れるってことはないだろうか？　それか、ウィオラ湖のあたりに？**

時々、夢の中でプレシオサウルスは寝室の窓から首を突っ込み、僕を食べようとした。いやいや、あいつらは水中にいるんだ、と自分に言い聞かせる。**うちの裏庭にいるわけないじゃないか。**はたして、絶対にそう言い切れるか？

「怪獣なんてものはいないのよ。大丈夫よ」。僕が悪夢にうなされて目を覚ますたびに、母はそう言って僕を安心させ、それでようやく僕は眠りにつくのだった。それでも本当に心配だった。しかも、その心配にはれっきとした根拠もあったのだ。

父は哲学者だったので、父が授業でやるように僕はこの問題に取り組もうとした。自問自答をしたのだ。

ママのような人は怪獣を信じない。なぜなら見たことがないからだ。何の証拠もないのに、いったいなぜ無知な人はそう思うのか？　ママは僕と違って科学的には考えない。しょせんただのママで、僕を落ち着かせようとしているだけだ。怪獣を見たことのある子どもはみんな食べられちゃったから、ここに来てその話をしてくれることはない。時々、子どもがいなくなることがあるけど、怪獣がその原因ということは十分にありうる。

怪獣の存在を信じることのマイナス面とは何だろう？　もし怪獣が実在していて僕たちも実在すると信じていれば、用心するから食べられることもあまりなさそうだ。もし実在しないのに実在すると信じていれば、ありもしない危険に怯《おび》えるだけ時間の無駄だ。一方、もし実在するのに実在を信じていなければ、まったく悲惨な結末を迎えることもあるだろう。つまり、怪獣の実在を信じないことによる危険はとてつもなく大きいが、たとえ実在しなくても実在を信じることによる危険は最小なのだ。

長々と熟考を重ねた結果、怪獣は実在するかもしれないので用心するのが賢明である、という結論にたどり着いた。

父はそれを気に入った。「ある有名な科学者も、神の存在を信じる理由として、同じ論法を用いたんだ」

脅威に満ちた世界と向き合って、ちびっこに何ができるだろう？　その問題を、僕は長いこと必死に考えあぐねた。恐竜や怪獣が僕のにおいを嗅ぎつけ、部屋への入り口を見つけないように、夜は窓をずっと閉めておいた。ときには暑苦しいこともあったが、安全でいられるなら不快感は我慢してもいい。いなくなった子どもたちの話を読むと、唯一の手がかりは開け放した窓なのだ。やはりネッシーが？

しっかり窓を閉めていても、次なる防衛ラインはベッドにある。寝床に入る前は、常にベッドの下を覗いてそこに何も潜んでいないことを確認した。それから、必ず足の先が毛布からはみださないようにした。暗闇の中に足をさらしていたら、何者につかまれるかわかったものではないからだ。顔は出しているが、顔を毛布に埋もれさせたら窒息死するとわかっているので、それはどうしようもない。たまには、本当に死ぬかどうか賭けに出るしかないか、と僕は思った。

頭まですっぽり毛布をかぶって寝る子がいるのは知っているが、それはいかにも危険なことだ。僕たちは酸素を吸っているが、空気の中には人間が必要とする酸素以外にも、たくさんの気体が含まれている。だから、みんなこう言うんじゃないか、「新鮮な空気を吸わせてくれ」って。それは酸素がいっぱい入った空気を吸いたいということであって、他の人が呼吸して酸素を使い果たした、再利用の空気が吸いたいということじゃない。

自分を毛布の中に生き埋めにすることには、次のような問題点がある。中には吐きだされた汚れた空気があり、外には人に生命を与える新鮮な空気がある。だから、毛布で顔を覆うということは自殺の一形態と言ってもおかしくない。酸素不足で気絶して死ぬのだ。母によれば、ビニール袋をすっぽりかぶるとそうなるらしい。それに気をつけるよう母は何度も僕に注意した。僕は死にたくなかったから、ビニール袋も毛布もかぶらなかった。けれども、体の他の部分はすべて毛布で覆い、夜中に寝室に忍び込んで僕を食べようとする何者かから身を守るために、思いつくことは何でもやった。

さらに、警戒しようと決めた相手は恐竜だけではなかった。どこを向いても、僕を脅かすものはあった。まわりの子どもたちは何をするかわからないし、教師たちは隙あらば、僕を責めたて、面白半分に罰を与えようとした。知らない人はもっとたちが悪い――学校の外に潜んでいて、だまされやすい子どもをさらおうとしていたのだ。いったい誰を信じればいいというのだ？　両親は信頼できるように思えたし、たぶん、何人かの子も大丈夫だろう。でも、そんなところだった。

こういう話をすると、僕のことを怖がりで弱々しい子どもだったのだろうと思うかもしれないが、断じて違う。ただ、用心深かったのだ。用心深く、慎重で用意周到だったのだ。

もう怪獣は怖くない。たとえネッシーが実在していても、海から一四五キロも離れたマサチューセッツ州のアマーストまで、僕を捕まえにはこないだろう。だが、毛布で顔を覆うことへの恐れは非常に理にかなったものに思えたので、大人になっても注意し続けていた。実際は、そんな用心を恐怖心とは考えないようにしたのだ。顔を毛布で覆うなんて、橋から飛び降りるようなものだ――誰もそんなことをするはずはない。

友人のダイアンと何気ない会話をするまでは、僕は固くそう信じていた。冬の話をしていたときに、彼女はこう言ったのだ、「毛布に全身すっぽりくるまって、あったかくしているのが好きなの。毛布は頭の上まで引っ張り上げるのよ！」。それを聞いて愕然《がくぜん》とした。無知な子どもならいざ知らず、この人が？　大人になっても、僕は酸素不足の危険を常に意識していたのだ。その驚くべき無謀な意見を表明した相手を、僕は見つめた。脳に損傷を受けているようには見えないが……。

僕はおずおずと例の話をもちだした。「毛布をすっぽりかぶったら窒息するとは思わないの？」。彼女は、バカじゃないの、という顔で僕を見た。「ぜんぜん」。救いようのないバカを相手にするときにティーンエイジャーが使う、例のきっぱりした口調で彼女は答えた。

「毛布の下には新鮮な空気が十分にないってことは、心配にならないの？」。彼女があからさまに僕の意見を却下したので、もしかしたら自分の推論には欠陥があるのだろうかと思いつつも、僕は食い下がった。ともあれ、この人はこうして大人になっているんだから、死んではいない。しかも、僕の知る限りでは三人も子どもがいて、誰も窒息死していない……いや、はたしてそうか？　もしかしたら、もともと子どもは五人で、そのうち三人だけが生き残ったとか……。

ダイアンが僕の意見に異議を唱えたとき、突然思いがけず、自信を失った。もう長い間、頭と毛布の関係について考えていなかった――ただ考えていなかっただけだ――が、そこですばやく密かに思考を巡らせ始めた。

毛布の下で窒息死した人の話なんか聞いたことがあったか？　確かに聞いたことはないが、乳児の突然死とか、他に当たり障りのない名前で呼ばれているのかもしれない。外の気体がどうやって毛布の中の空気とうまく混じり合えるというんだ？　わからない。毛布の中が暖かければ暖かいほど、空気は外に出にくくなっているわけだから、より危険なはずだ。確かに、毛布をかぶるのはビニール袋をかぶるのとはわけが違う。それはそうだが……。

僕は慎重になることにした。「毛布を頭の上までかぶるのは、安全かどうかはわからないよ。窒息以外にも危険はある。もし家が火事になったら、毛布の下じゃそれがわからないし、においも感じないから逃げ遅れるかも――」。根拠を詳しく説明しようとしたが、彼女は僕の言葉をさえぎって言った、「あなたって、理不尽な恐怖心をいっぱい抱えているのね」。その瞬間、僕は高所と端っこに対する恐怖を思いだした。僕の恐怖心とは本当に理不尽なものなのか？　彼女の言い方は意地の悪いものでも人を見下したものでもなかったので、僕ははっとした。ごく淡々とした言い方だったのだ。それは、僕の恐怖心が理不尽なものであるのは誰が見ても明らかだ、ということを物語っていた。本当にそうなのか？

ダイアンの意見ははっきりしたものだったが、僕は納得がいかなかった。「被害妄想が強いからといって安全というわけではない」という古くからある言葉を、僕は固く信じてきた。僕にとっては、自分の恐怖の種とは十分に考え抜かれた上での、筋の通ったものなのだ。

しばし、自分が端っこを怖がることについて考えを巡らせた。ビルの屋上に上がったり、ハイキングで崖の側に行ったりするときは、端っこに近づかないよう用心している。端っこは崩落するかもしれないし、そんなときにそこに立っていたくない。そんなバカな、とちょっとでも思うなら、崖のふもとに堆積した崖錐《がいすい》はいったいどうしてできたのか、考えてみるといい。辞書にはこう書かれている、「崖錐とは、崖から落下した岩屑《がんせつ》から成る半円錐形の地形のことである」と。高層ビルの場合は……崩落はしないだろうが、マイクロバースト（訳注：突発的に猛烈な風を巻き起こす下降気流）や強い気流の危険は絶えず存在する。ハンググライダーを飛ばすほどの気流が、間の悪いときにやってきて僕を飛ばしてもおかしくない。

「僕が端っこを怖がるのは、別に理不尽じゃないと思うよ」と話し始めたが、ダイアンは僕の口調にためらいを感じたのだろう。「あのね」と彼女は言った、「崖は崩落するかもしれないし、風はあなたを吹き飛ばすかもしれない。けどね、その可能性はほんのわずかなの。やっぱり理不尽なのよ」

心の中で、僕にとっては理不尽じゃない、違うんだ、と言うしかなかった。地元のハイキングコースとして人気のあるトム山の崖のふもとで、ハイカーたちが何度も死体を発見していることを、彼女に思いださせた。犠牲者は、何らかの理由でそこに行きつくしかなかったのだ。崖が崩落したか、風が吹いたか、その人がめまいを起こしたか。あるいは、突き落とされたのかもしれない。いずれにしても、もし端っこから少し離れたところにいれば、彼らの大部分は今でも生きているはずだ。

そして、毛布を頭の上までかぶることについても、僕は降参するつもりはない。「たぶん君は軽い毛布を使っていたから、今まで無事だったんだろう」と譲歩して言った。〝今まで〟というところがミソだ。「だけど、もしもっと重い毛布だったら、君は酸素不足で苦しむ羽目になっていただろうよ」。引っ越し業者が使う、厚手のフェルトのマットでくるまれた人たちの映像が、僕の頭をちらっとかすめた。彼女はもうあまり何も言わなかったが、納得していないことはわかった。彼女がこれからも毛布の中に頭を入れ続けることは間違いなく、僕としては、何の損傷も受けずに生き延びてくれることを祈るばかりである。

ここで、会話は終わった。ダイアンは僕が理不尽な恐怖心を抱いていると思っている。僕は、自分のことをまあまあ博識で、論理的で、用心深いと思っている。

それについては、友人全員が認めるところだ。もし、彼らがどこかで――森や山の中で――孤立状態にならざるを得ないとしたら、一緒にいたい相手候補の筆頭となるのは僕だろう。なぜなら、僕は常に用意周到で、あらゆる危険について考えているからだ。

第二部　感情について

社会の中でうまくやっていくための最も重要な鍵のひとつが、周囲の人の、言葉によらないサインを読み取る能力だ……他人の身振りの意味を正しく解釈し、表情を見分け、その視線が意味する、怒り、熱意、不安、もしくは好意に気づかねばならない。

僕はいつでも、語られる言葉に意味があることはわかっていたし、人の話も聞いていた。聴力は優れているのだ。だが人づき合いの場面においては、言葉だけでは、ものごとの全体像をしばしばつかみそこなうことにも早くから気づいていた。ティーンエイジャーの頃は、大事なことを見落としているのがわかっていた。でも、それは何だったんだろう？

未知のことを理解するのは、非常に難しい。もし、あなたが僕のように育っているのなら、これはとりわけしっくりくる話だろう——僕が他の皆とは違ったふうに世界を捉えているとは、自分自身も、また周囲も気づかなかった。

これからする話を通じて、僕が何を見落としてきたかを知っていただきたい。

人の気持ちを読むこと、もしくは、読めないことについて

幼い頃、ジョージア州カイロの母の実家にいるとき、祖母はよく僕を抱き上げ、百面相をして見せた。僕は、多くの大人が赤ん坊に向かってそういうことをするとは知らなかった。いったい、どうすりゃいいんだ？　幼児にとって根本的な限界のひとつは、他人の行動の意味を把握するだけの人生経験が皆無ということだ。だから、祖母が僕を抱き上げて顔をぐっと近づけたときは、どういうことなのかよくわからなかった。祖母はたいてい、化け物じみて巨大に見えた。彼女のつくり顔はサーカスのピエロのようで、とにかく大げさで気持ちが悪かった。祖母がいろんな変な顔をするたびに、僕はますます戸惑い、不安にかられ、じっと相手を見返すのだった。これは面白いことなのか？　危険なことなのか？　さっぱりわからなかった。ついに、祖母はげんなりしてしまう。「どうして笑ってくれないの？　ほんとにいやな子だね！」と言いながら、祖母リヒターは僕を無造作に下ろして短い脚で立たせると、自分は太い脚をどすどすと動かして行ってしまうのだった。

たった今起きたことがどういうことなのか、僕は完全に把握することはできなかったが、おばあちゃんは僕のことがあんまり好きじゃないんだ、ということはわかった。僕はまた座り込んで、積み木遊

びに戻った。ちょっぴり悲しかった。ちょっぴり戸惑ってもいた。心地よい積み木の仮想世界に、早く戻りたかった。そこでは、妙な恐ろしい大人たちがどこからともなく突然現れて、僕を抱き上げたり脅かしたりすることはない。

もう少し大きくなると、こちらに向かってさまざまな〝顔〟をつくって見せ、何らかの反応を得ようとする大人たちと、絶え間なく遭遇するようになった。皆、満面の笑みをたたえて手を差しだしながら、僕に近づくのだった。誰だ？　何がしたいんだ？　僕がただ相手をじっと見ているとよく怒ったような顔をされたし、くるりと背を向けて逃げだせば、事態はまったく妙なことになった。大人は、泣いているふりをすることもあった。鼻をクスンクスンと鳴らすこともあった。僕が同情して、キャンディや飲み物をあげるとでも思っているのだろうか？　この人たちは本当に困っているのか、それとも、そういうふりをしているだけなのか？　膝から血を流している子どもが泣いているなら、話はわかる。だが、見たところ何の損傷も受けていない大人が泣いているなんて、どういうことだかわかるわけがないじゃないか。

そうした大人の真意をはかりかね、僕はただ見つめるばかりだった。すると、「どうかしているんじゃないか？」とか「気にしてくれないの？」とかいう非難の言葉とともに、たいてい悪い結末がやってくるのだ。どう気にすりゃいいんだ？　何がどうなっているのか、さっぱりわからないのに！

僕は、自分の問題をまったく認識することができなかった。それどころか、人とのこうしたやり取りを自分から始めることはなかったのだ。変な顔や身振りをして見せ、期待どおりの反応をしないと言って僕を責めるのは、いつも、僕に近づいてくる人たちだった。どうせ、反応がないと責めるつもりでいるなら、最初から放っておいてくれればいいのに。僕が自分のことに熱中していると、彼らはやってきて僕にちょっかいを出し、僕の悪口を言うのだ。自分は動物園の檻の中にいて、意地悪な人たちに鉄格子の隙間から先のとがった棒でつつかれている、というふうに感じることもあった。

僕の反応は、常に他人の期待に沿うものではなかったようだが、のちにアスペルガー症候群や自閉症について学び始めて、ようやくその理由がわかった。

その際、問題の根を探るには、過去、つまり幼児期にさかのぼる必要があると知ったのだ。赤ん坊に微笑《ほほえ》みかける母親は、言葉は発しなくともその表情が強いメッセージを発している。赤ん坊の脳はその微笑みを認めると、意識的な思考抜きで、すぐさま微笑みを返すよう働く。同時に、脳は赤ん坊に、微笑んでいるのだから幸せだと感じなさいと命令するのだ。

保育園の先生はいつも、これと同じことを言っていた。「明るいお顔をすれば、楽しい気持ちになるものよ。暗いお顔をしていると、悲しい気持ちになるの」。驚いたことに、それは本当だった。アスペルガー者だろうとありふれ型だろうと、感情は、身体の動きをきっかけとして湧きでることがあるのだ。だが、僕たちアスペルガー者にとって問題は、そもそも、自分が微笑んだりしかめ面をすることにある。

他の子どもと同じく、僕たちにも相手が微笑んでいるのはわかる。なにしろ、目は全然悪くないのだから。違いは、僕たちの脳は微笑みというものに対して、他の人たちと同じようには反応できないことにある。僕たちアスペルガー者は、笑みを向けられたら笑みを返すという本能的な反応ができない。まったく反応しない仲間もいる。一方、反応はするものの、それがいくぶん弱いとか遅いという人もいる。僕の反応レベルは真ん中あたりだ。あなたがどうしても僕に面白い顔をして見せるというなら、僕も結局はそれに反応するだろう。だが、それまでには少し間が空く。また、あなたの表情が、よく大人たちの間で交わされるような微妙なものだったら、僕はまったく反応しないだろう。

笑顔に対する反応が弱いために、笑顔が向けられたときにうれしいと感じる力もまた、弱いのだ。それは場合によって、幸いにも災いにもなりうる。

自分がそんなふうだというのは前からわかっていたが、近ごろまで、その理由はまったくわからなかった。しかし最近になって、自閉症の脳や、なぜ僕たちには笑みを向けられたら笑みを返すという本能的な反応がないのか、ということについて、興味深いことが発見され始めたのだ。

誰でもミラーニューロンと呼ばれる神経細胞をもっていて、それにより、他者に認めたのと同じものを自分の〝行動で表現する〟ことがわかっている。他人の微笑みやしかめ面を見ると、ミラーニューロンが自分の脳の中で笑顔やしかめ面をつくり、それにより自分の顔に笑顔やしかめ面が表れるというのだ。何かを見ることで、人はそれと同じことをやり、同じように感じる。科学者は、この繰り返しが共感の土台――本能的に、相手の身になって考え、相手がどう感じているかを理解する能力――になると考えている。

特にこのような任務のために進化した神経細胞があるというのは、驚くべきことだが、これは事実なのだ。しかも、このミラーニューロンは、見えるものだけに反応するわけではない。音、におい、その他もろもろに由来する感情を、行動に表す可能性があるのだ。信じられないほど複雑で、ちょっと見事でもある。

自閉症の人たちにも、ありふれ型の人と同じようにミラーニューロンは備わっているが、僕たちの場合は、たとえば音量が下げられているようなものなのだ。あなたが満面の笑みをたたえても、それに対して僕たちは、わずかに笑みを浮かべるだけだ。だから、僕も反応はするが、時々その反応があまりにわずかで弱々しいものなので、相手が気づかないこともある。アスペルガー症候群の人たちのほとんどは、僕と同じように反応するようだ――つまり、弱々しく。しかしどんなことでもそうだが、その程度には幅がある。僕よりもちょっとましな人もいれば、ずっとよくない人もいる。

弱いミラーニューロンをもつということは、長年アスペルガー症候群である者にとって何を意味するか？

僕はこの疑問についてずいぶん考えてきた。思うに、それは他者の現実を知る感性を発達させること、つまり、他者には他者の、自分とは違う思いや感情があるということを理解することが、僕たちにとっては難しいということではないだろうか。僕たちは、他人の身になって考える、ということが不得手だ。たとえて言えば、その〝身〟とは何かさえわからないのだ。

幼児の頃、悲しいとか、うれしいとか、いらいらするとかいうのは、すべて自分だけの感覚だった。

何かを食べておいしかったら、うれしく、ご満悦だった。転んで膝をすりむいたら、特に赤い血の点を見つけようものなら、今にも世界が終わるかのごとく泣き叫んだ。ぴかぴかの新しいおもちゃを手に取って遊べば、またご機嫌になった。子ども用のハイチェアから出られないと、世界じゅうの人に無視されたかのようにひどくいらいらして、あらんかぎりの大声を上げた。

こうした感情はすべて、自分の中で生じたものだ。他の誰かが植えつけたものではない。「子どもは自分がその世界の中心だ」と言われるが、自閉症やアスペルガー症候群の僕たちにとって、それは特に当てはまる。僕は太陽であり、両親や先生や他の子どもたちはみんな惑星で、僕のまわりを回っていた。僕の知る限り、思いや感情はすべて僕自身の中から生まれた。少なくとも、そう考えられる。

他にどこからやってくるというのか？　自閉症でない子どもは、単に相手の顔を見るだけでその思いを感じる。僕にはそんなことはできなかった。感情の真空空間、つまり、激怒した先生や頭にきた親が見せるような、最も極端な感情だけしか飛んでこないような宇宙空間に、僕は住んでいたのだ。

すべきこと、してはいけないことについて僕は大人と違う見方をしていたために、小突かれたり尻を叩かれたりしたし、面白い顔をされても反応しないので腹を立てられた。そのたびに、他の人は僕とは違う考えをもっているんだ、と痛切に思い知らされた。こうした人との関わり合いにおいて、何かがひどくまずいことになっているのはずっとわかっていたが、いったい何が、どうまずいのかはまったくわからなかった。

その間ずっと、みんなは僕と気持ちを共有しようとしていたのだが、僕はそのシグナルを受け取れなかった。何がなんだかわからなかった。僕も、まわりの人たちも。

他者の気持ちを読む能力がないことで、僕は〝わたし〟と〝あなた〟、それに社会における互いの立場について、しかるべき感覚を発達させることができなかった。幼い頃の僕が、人の感情に気づくことができなかったのだとしたら、人に感情があることなどどうしてわかることができただろうか？

答えは簡単、わからなかったのだ。そのため、僕には他の子どもたちとのごたごたが絶えなかった。たとえば、リンカーン・ログ（訳注：丸太のミニチュアを組み合わせて小さなログハウスなどをつくるおもちゃ）で遊んでいるときに、誰かがやってきておもちゃのトラックを見せると、僕は言ったものだ。「だめ！リンカーン・ログなの！　トラックはいらないの！」。そう口に出るのは、自分はリンカーン・ログのことを考えているからで、相手には相手なりの考えがあってトラックで遊びたいのかもしれない、とは思いもよらないからだ。

祖母が僕を抱き上げて百面相をして見せたとき、僕には祖母からのシグナルが受け取れなかった。何度かやってみたあと、祖母は苛立ち、僕に愛想を尽かした。僕にはその表情の意味はわからなかったかもしれないが、祖母が無造作に僕を床に下ろし、足を踏み鳴らして行ってしまうと、すぐにその意図を察した――僕は悪い子なんだ。こうしたいくつもの場面が、悪い自己イメージをもちながら生きていく下地をつくった。

最終的には、僕は人には人それぞれの考えがあることを理解したが、やはりアスペルガー症候群ゆえにその考えを読むのは難しかったので、常に同級生と比べると数年遅れの状態だった。現在も、アスペルガー症候群の子どもたちはこうした問題にぶつかっているが、もし大人たちがそれに気づけば、その子が何を見落としているのかを説明してやり、大きな力になってあげられるだろう。そこがとても重要なのだ——それからもうひとつ、その子が理解すらできていないものごとについて責めてはいけない。

僕はアスペルガー症候群の息子に、他人が何を考え、感じているかを説明してやり、それはうまくいった。僕が幼い頃に、この子にはそういうことをしてやればいいんだ、とみんなが知っていてくれたらよかったのにと思う。

「気にすんなよ。あいつは気づいてもいないんだからさ」。みんなが僕の陰口を言うときに、決まって繰り返される文句がこれだった。はっきり言っておくが、僕は微妙な手がかりから、人の考えや感情や、自分に求められているものを読み取ることはできなかったかもしれないが、人に拒絶されたり、なおざりにされたりすれば、そのことは完全に気づいていたし、今でも気づく。ときにはロボットや機械仕掛けのように思われるかもしれないが、僕の中にある感情は冷たくもなければ機械のようでもない。嫌味や非難の言葉を吐くどんな人とも違《たが》わず、僕だって傷つくのだ。五〇年前、僕は心の中で泣いていた。今でも泣いている。

愛って何？

現在、研究者の中には、自閉症スペクトラムの人たちはミラーニューロンの脆弱さゆえに両親と強い絆を結ぶことができないのではないか、と考えている人がいる。僕にはそれが本当だとは思えない。両親の表情や願いを正しく理解できなかったにしても、僕が彼らと絆を結んでいたのは絶対に間違いない。僕の人生を手本として言うなら、人を真似《まね》る本能が弱くても、誰かと長く経験をともにしていれば非常に良好な結びつきが生まれるものだ。長年のうちにその人の振る舞いがはっきりとわかり、その人が自分に働きかけることに応えて、相手のことを大事に思うようになる。

しかし、たとえ僕が絆の形成をおとなしく待つつもりでいても、アスペルガー者でないまわりの人はそれを待ってくれないかもしれない。彼らは僕からの愛情のサインを見つけようといらいらし、それがまったく望めないとなると心配しだす。だが、これは無意識のなせる業なのだ。親たちのグループに話をすると必ず、以下のようなことを耳にする。

親たちは、「どうして、うちの息子は私のことを愛してるって言わないんでしょうか？」という質問をする。初めてこの質問を聞いたとき、僕は子どもの頃、母に寝かしつけられたときのことを思いだした。母は「愛してるわ」と言うと、僕を夜の寝室という、見えざる恐怖の中に置き去りにした。幼い僕にとって、母のその言葉にすばらしい意味はなかったのだ。大人たちは彼らの言葉の意味を――それに必ず伴う行動とはかけ離れた意味を――理解するよう僕に求めた。それは、到底無理な話だった。

両親を愛していなかったということではない。でも、愛とは何だろう？　幼い僕にとって、自分が感じていることは言葉で表現できるようなものではなかった。僕は、生活手段や保護や、日常のあらゆる疑問の答えを両親に求めていた。他のすべての子どもと同じく、パパとママに頼り切っていたし、自分でもそれはわかっていた。安心して面倒を見てもらっていたのだ。

だが同時に、彼らを、特に酔っぱらって癇癪《かんしゃく》を起こす父親を恐れてもいた。その時々によって両親にはさまざまな感情を抱いていたが、それらをすべてひっくるめた感情は、人が呼ぶところの愛だったのではないかと思う。両親との関係は、ほとんどが山あり谷ありといったところだった。両親は、僕に強い好意を抱かせるようなことはあまりしなかったのに、怒りや憤りを誘発させるようなことはかなりやった。それもまた、愛だったのだろうか？

どうしても、こう結論づけるしかない。愛における多くの側面は、とてもじゃないがすばらしいものとは言えない。そういう見方をすれば、僕がすぐに「愛してる」と言えなかったのも不思議ではない。

僕は、人からの言葉によらないサインを読み取る能力がなかったことで、結局、不安に満ちた子ども時代を送ることになった。この章を書きながら、次のことに思いを巡らせた。僕の経験はアスペルガー症候群の子どもに典型的なものなのだろうか？

　まず思ったのは、アスペルガー症候群のすべての子どもが、僕と同じようであるはずがないということだ。幸い、すぐに気がついた。僕が他人の身になって考えることができないのは、今に始まったことではないじゃないか。僕は世界の中心じゃないんだぞ、と自分に念を押した。心せよ。他の子どもにはそれぞれ、自分なりの思いがあるのだ。

　中には、ミラーニューロンの働きが、僕の場合よりも良好なアスペルガー症候群の子どももいる。その子たちは両親と過ごすなかで、すでに本当の安らぎを見いだしているかもしれない。アルコール依存の家族のせいで絶え間ない不安を感じることなどまったくなく、安心できる環境で育った子どももいる。また、どこを探しても安心できる場所などないという、僕よりももっとすさまじく危険な家庭で育った、不幸な子どももいるのだ。アスペルガー者であろうとそうでなかろうと、僕よりも不安を感じながら育った子どももいれば、僕ほどでなかった子どももいる。精神衛生に関することはほぼ何でもそうだが、さまざまな状況があるのだ。だが程度の差はあれ、多くのアスペルガー症候群の子どもたちは、僕と同じ不安な気持ちを抱いていると言っていいと思う。そして、その発端は、例の弱ったミラーニューロンにあるのだ。

　もし、あなたが言葉によらない愛のメッセージを読み取れないのなら、頼れるものは目に見える行動と言葉しかない。僕の人生を参考に言うなら、メッセージを伝えるこの二つの手段は互いに極端に相性が悪い場合がある。そのため、アスペルガー者である子どもにとって、不安をかきたてられるような厄介な状況が生まれてしまうことがあるのだ。

感情の引き金

もし、誰かが腕組みをして身を乗りだしてきたら、それはどういう意味だろうか？　その人はうれしいのか？　悲しいのか？　喧嘩《けんか》を吹っかけようとしているのか？　あるいはこちらを元気づけようとしているのか？　すでにご存じのとおり、僕にはまったくわからない。わからないがために、時々、厄介なことに巻き込まれる。

今でも覚えているのは、四歳の頃、母の友人のものだったすてきな壺《つぼ》を割ったときのことだ。その壺がきれいで気になったので、持ち上げてみた。底を見ようとひっくり返した、そのとたん、壺の蓋がすっと落ちて、床の上で粉々になった。

どうしてこんなことに？　きれいなものはひっくり返すと粉々になるなんて、そんな、まさか！　僕はうろたえ、怖くなり、そしてむっとした。こいつめ、壊れやがって。それも、僕が持っているときに。だが何より、まずいことになったとは気づいた。四歳とはいえ、これからどうなるかはわかった。すてきなものを壊しちゃったのだから、大人にどなりつけられるだろう。前にもそんなことがあった。ところが、今回、大人は僕の意表を突いたのだ。母の友人はつかつかとやってくると、身を乗りだしてこう言った。「まあ、すごいこと！　やってくれたわね！」。彼女は、変てこな笑みまで浮かべていた。僕は、「まあ、すごいこと！」という言葉について考え込んだ。どうして壺《つぼ》を割ることがすごいことなのか見当もつかなかったが、相手は大人で僕はただの子どもだ。わかるわけがない。とにかく、まずいことにはなっていないんだ、と心底ほっとした。皮肉っぽい口調や、険しい顔つきや、腹立たしげな歩き方には、まったく気づかなかった。皮肉を込めて微笑《ほほえ》む、という発想そのものが、僕の理解を超えていた。だから、ただ得た情報とつじつまの合うことをした。僕は顔をくしゃくしゃにして最高の笑みを見せると、こう言った。「喜んでもらえてうれしいな。何なら、もういっぺんやってもいいよ！」

完全に的外れな返答だった。彼女は烈火のごとく怒りだし、この僕にさえわかるほど、敵意をむきだしにした。助かるためには隠れるしかなかった。

大人になってもやはり、皮肉を込めた口調や身振りや表情には気づかないが、それは人生経験というめっきの下に隠してきた。今なら、壺を割ることに褒められるべき理由などないことはわかる。人生経験から、相手の言葉は本当のことを表していないと気づき、もっと〝普通〟に対応できるはずだ。それでも、まず頭に浮かぶのは、まさか持ち上げたら壊れるなんて、誰が思うか！　ということだろう。しかし、たとえそのとおりだとしても、それを口に出すべきでないのは重々承知だ。あの壺には実はデザイン上の欠陥があったかもしれないが、バランスが崩れたのは僕が持ち上げたせいだ、と今なら思える。だから、社会的に認められる唯一の対応とは謝ることだし、実際、僕はそうするだろう。

それどころか、人生経験のおかげで、彼女の反応の真の姿――横柄で意地悪な態度――をも認識することができるはずだ。それは、謝ろうとする気持ちを萎《な》えさせるだろうが、とにかく少しばかりは礼儀をわきまえているので、おそらく僕は謝る。エミリー・ポストによれば、誰かのものを壊してしまったときは、たとえそれが、つくりが悪くて今にも壊れそうな代物だったとしても謝りなさい、ということだ。

言葉によらないコミュニケーションの読み取りについても、成長過程で多くを学んだ。そして、他人のものを壊したときの相手の発言の意味もわかった。両者を組み合わせて出る答えとは……皮肉だ。大人になるまでに、皮肉という言葉を聞いて意味はわかると思っていたが、実際に口や表情に出される皮肉については、まったく認識できなかった。

二人の人間が会話をするとき、そのやり取りはさまざまなレベルで繰り広げられる。〝会話〟のほとんどは、耳で捉えられるものですらない。二人の間に交わされるメッセージは、姿勢や表情や身振りの微妙な変化によって伝えられる。こうした言葉によらないシグナルは、会話における感情面のほぼ全体を担っていると言ってもいい。それが感情――好意、不安、怒り、喜び――を設定するのだ。だが、僕は最近まで、会話に言葉そのもの以外の何かが含まれているとは思いもしなかった。

それは会話の半分を聞き逃しているのと同じことで、僕はいつでもそうだった。左脳はフル回転して、聞いている言葉を分析する。話を理解する能力においてはまったく障害はない。問題があるのは、もう一方の側だ。左脳が言葉を分析している間、僕の右脳は人の話をまるで歌のように流すことになっている。右脳は声の質や抑揚《よくよう》を認めるものの、それらのサインを〝読み取る〟ことも、相手がそれを送ることで何を意図しているのかを捉えることもない。

子どもの頃、会話の感情面が人の顔や体や口調に表れるのは感づいていたが、それらを解釈する力は非常に乏しかった。学校で、人の身振りを読み取る話を聞いても、他の子も自分と同じだろうと思っただけだった。振り返ってみると、自分は人と違っていたとわかる。ありふれ型の子どもたちは、僕が見落とす多くのことを拾い上げていた。

今は自分の生来の弱点に気づいているので、解決すべき問題はあとひとつだ。徹底した研究によって、僕は何とかやっていけるだけのものを習得した。毎回、うまくいくとは限らないが、日々、より頻繁に「わかったぞ」と言えることを誇らしく思っている。

幸い、言葉によらない会話に気づかなくても、取り返しがきくこともある。非常に多くの人たち――アスペルガー者だけではない――が、ある程度、この感覚のなさに苦しんでいるからだ。身振りの解釈や言葉によらないコミュニケーションについては、多くの良書がある。それをいくつか付録に挙げておいた（付録「さらに学ぶには」の中の書籍を参照）。

身振りや表情に関することを読み、勉強したことで、ずいぶん助かった。だが、僕とありふれ型の人たちの多くの間にはまだ溝がある。たとえ同じメッセージを理解したとしても、両者の反応がひどく違うことがよくあるからだ。ありふれ型の場合、怒った顔を向けると、相手も怒りだす。腹の底からの、本能的な感情だ。さて、怒っている人が僕を見るとする。僕は心の中で言う。う―――ん、怒ってるみたいだな。僕にとっては、むしろ知的処理なのだ。メッセージを受け取っても、ありふれ型の人が示すのと同じ反応が示せるとは限らない。けれども、僕は以前の僕よりずっと進歩している。それは、「わかったぞ」と言えるよう、今は努力し続けているからに他ならない。そのおかげで、実際、ほとんどの人がまったく気づかないほどにまで、自分の障害を最小限に抑えてきた。

それでも、変わった反応だと気づかれるとつらい。そういうことは重要な場面で起こりがちだからだ。「こっちのことなんか、どうでもいいんだね」と「気にも留めていないんでしょう」というのが、僕がしょっちゅう聞く二大文句だ。本当によく耳にしてきた。今でも、これに近い言葉を聞くとがっくりくる。つまりは、僕の内面と世間が僕を見る目との間にはとてつもなく大きな隔たりがある、ということだからだ。心の中では誰かのために泣くことだってあるのに、相手には笑っているか、無関心でいるかのように思われる。僕の表情や振る舞いは、そんなにも普通とかけ離れているのだろうか?

みんなの態度からわかることだが、そばにいる誰かがちょっとした切り傷や擦り傷を負うと、たいてい僕はそれ相応の同情を示しそこなう。また、誰かが何かをくれたら、「ありがとう」と丁寧に言うが、〝感謝を表す微笑《ほほえ》み〟が欠ける。

最悪なのは、何かで頭がいっぱいになっていて、もともとこの程度しかない感覚がほとんどオフになり、あることを完全に見落としてしまうときだ。これは最近のことだが、友人のアランが浮かれて小躍りしながら、新しい仕事が決まったんだ、と待ちきれないように話したとき、僕は平坦な声で「よかったね。僕の車のキー、持ってる?」と言ったのだ。コンピュータ画面から目を上げたときは、自分は気をつけて適切な応答をしていると思っていた。ともかく、彼に車を貸していたので、まず思ったのはキーを返してもらうことだったのだ。だが、彼の顔を見た瞬間、自分がまったく思いやりのないことをしたのがわかり、最悪の気分になった。ああ、もう一度小さな子どもに、人の表情を読めるよう自己鍛錬をする前の自分に戻れたらいいのに、と思ったくらいだ。当時は、人の心を傷つけてもそうと気づかず、めでたくも幸せに暮らしていた。**そうと気づかずに……**。この単純な言葉が鍵を握っている。僕だって気づけば、もちろん気を配るが、本当にしょっちゅう、気を配るべきときがわからないのだ。

自己弁護になるが、自分の人生経験から言って、僕は少なくとも他の人と同じくらいには情に厚い人間だと思う。なにしろ、みんなはよく僕のことを、ことのほか親切で、思いやりがあってやさしいと言ってくれるのだから。それらは、情のない、けだものに対する言葉ではないだろう。喜びや悲しみや愛や怒りなどを感じる能力に、何らおかしなところはないと自覚している。欠けているのは、感情の引き金だけなのだ。ありふれ型の人の場合、他人の顔をひと目見れば、それらの感情が湧きあがるのだろう。僕の場合はひと目だけでは足りない。だが、いったん湧いた感情は、誰のものにも劣らず強いのだ。

友だちをつくること、そして、ずっと友だちでいること

高校時代は、極端な感情には気づくことができた。野球のバットを持った男子が大声でわめきながら近づいてくれば、逃げなくては、くらいのことはわかった。けれども、いわく言いがたい表情を浮かべている女子は……僕に微笑《ほほえ》んでいるのだろうか？　僕のことを笑っているのだろうか？　からかって様子を見ようとしているのか？　さっぱりわからなかった。そういうことが、多くの気まずいやり取りや長年の孤独へとつながった。

僕は大人としてまわりに順応しようと努力してきた。今では、たとえ人の表情をうまく読み取れなくても、そういう意味で〝社会が見えていない〟ことを、ほとんどの人にまったく気づかれないほどの技量がある。ありふれ型の人が先天的にもっている、人の心を読む能力には欠けているものの、しっかり観察する技術と論理的な分析によって、僕はその分を埋め合わせている。観察力と分析と過去の経験をもって人の気持ちを読もうとすれば、十分うまくやっていけるほどの結果が出る。

僕のアスペルガー者的な人間観察の方法が、人に会ったときにどう振る舞うかを決めてきた。まず、誰かが近づいてくるところからそれは始まる。知っている人なら、前回の会話の終わり方やそれまで

のつき合いによって、会話の滑りだしの調子は決まる。前回、緊迫状態で別れたなら、僕は用心しながら近づく。いい雰囲気で別れたのであれば、そのときと同じように話し始める準備をする。誰かが近づいてくるのを見ると、僕は自分のメモリー・バンクをスキャンして、前回何について話していたか、どんな雰囲気だったかを思いだす。それにより、僕はあけっぴろげで親しげに、あるいは用心して口数少なく振る舞うのだ。そうやって話し始め、相手の態度との一致が見られるかどうか確かめる。たいていの場合、一致は見られる。

しかし、以前との一致が見られないこともある。たとえば、前回会ったとき話が盛り上がった相手なら、僕は「いやあ、会えてよかった！　ちょっとつき合えよ！」と言うだろう。前回の経験により、これが会話を続けるためのふさわしい態度であるはずなので、当然似たような反応が返ってくると思う。だが、そうでなかったとしよう。相手は「ほっといてくれよ！　今日は気分が悪いんだ！」と言う。若い頃は、それが自分のせいだと思っていた。今では、たとえ二人の間の空気が一致しなくても、相手の日常に何か変化があったのか尋ねるくらいの心得はある。そこでこう言うだろう、「どうしたんだ？」。

僕のしでかしたことが相手を悩ませている場合もあるが、まったく関係のない悩みを聞かされることのほうがずっと多い。「統計学を落としちゃって、ほんと、がっくりなんだ。親は大騒ぎするだろうなあ……」

そこで、僕はほっとして笑みさえ浮かべるかもしれない。その笑みが侮辱と受け取られるため、若い頃はこういう会話で厄介なことになった。不幸を喜んでいるかのように思われ、相手を怒らせてしまうのだ。「俺が落第したのが、そんなにうれしいのかよ！　そうか、見てろよ、お前がそうなったら笑ってやる！」。断じてそんなつもりはないのに、まるで相手を軽蔑したかのような展開だ。

現在なら、すぐさまそれを正そうとするだろう。「いや、まったくの誤解だよ。落第だなんてがっかりだろうね。笑ったのは、君が僕のことを怒ってなかったからだ。会えてうれしかったんだけど、ずいぶん怖い顔をしていたからね、僕が何か悪いことしたんじゃないか、って思ったんだ」

こう言えば、誰でもわかってくれる。言ってしまえばはっきりすることなのだが、僕が口にする前に、ありふれ型の人たちは僕の表情を悪く取る。皮肉なことだ――僕はありふれ型の、言葉を使わないサインがわからない。彼らは僕のシグナルを読み取れない。まるで、二つの違う言語を話しているかのようだ。結果、互いに交わることのない二本の情報伝達の道ができる（全部僕のせいじゃないのはありがたい）。自然と僕は親しい人たちと、より交わるようになる。彼らは僕のことをよく知り尊重してくれているので、会話の流れに問題が生じると、ひと息入れさせてくれる。

最も不利な状況になるのは初対面の人と会うときで、それは利用すべき相手との記憶がないからだ。さらに、僕はある人の振る舞いや表情を、別の人の場合に応用して考えることができない。初対面の人の顔を見て、この人はエイミーそっくりな微笑みを浮かべている。エイミーがこういう顔をするときは楽しいときだから、たぶんこの人も楽しいのだろう、とは考えられないのだ。その代わりに、やや不安な気持ちで観察し、見当をつける。人生で出会う人それぞれの、挙動データベースを構築せざるを得ないようなものだ。初対面の人と会うときはその欄のデータは白紙状態なので、どうなるか予想がつかない。

初対面の相手方も、僕としばらく接しないことには、僕の振る舞いに慣れることはできない。僕が人と違った振る舞いをすることを受け入れてくれる人もいるし、そうできない人もいる。初対面の人たちと一緒にいるときはいつも不安を感じ、こう自問する、変な奴と思われて、のけ者にされるんじゃないか？

親しくなった人たちは、僕が何に気づき何を見落とすか、予想している。知り合って少しすると、皆、僕が話を聞いて微笑《ほほえ》んだり眉をひそめたりしなくても、相手のことをちゃんと思いやっていると知る。僕が別の形で気づかいを示すことも知っているので、相手が言葉や表情を変えたときに僕の顔がそれについていけなくても大丈夫だ。そこに、自閉症の根本的な問題のひとつがある。人をとても思いやっているのに、たいていは、その心づかいを引きだすきっかけは、ありふれ型が反応するようなことではない。僕たちの心づかいは妙な、あるいは予想外の形で表れるのだ。そのため、無情で冷淡、あるいは反社会的とさえ見られることがある。それこそ、僕が長年言われてきたことだ。

若い頃、人づき合いに失敗していたがために自己評価が低く、なぜ誰も自分と友だちになりたがらないのかもわからなかった。つき合うのは、相手もいわゆる妙な奴やのけ者ばかりだった。今はそうではない。自分には多くの好ましい点があると知っているし、時間をかけさえすれば、人にそれを見つけてもらえる。コツはそこにある――相手がこちらのよい面に気づくまで一緒にいられるよう、振る舞わねばならないのだ。自閉症スペクトラム上にいる、誰にでも当てはまることだ。人づき合いがうまくいかないということは、人から好かれないということと、イコールではない。ぱっと見た印象だけで嫌われる場合は別だが。

他の人と同様に、僕も自分が大切にしている友だちに食ってかかられたら傷つくが、知り合ったばかりの人が目の前から退散しても、それほど気を揉むことはないと知った。とりあえず、友だちに見捨てられるのは疎外されるということであり、どうあろうとそれには傷つく。だが、初対面の人とつながりを保てなくても、疎外されたことにはならない。疎外とは、以前は仲間入りしていたという含みをもつものであり、初対面の人とつながりをもてない場合は、そもそも仲間入りをしていない。単に、接続がうまくいかなかっただけだ。相性のいい人もいればそうでない人もいるし、出会っても〝馬が合わなくて〟つながりをもつに至らない人がいるのはあたりまえ、ということを学んだ。それで、よく知らない人に相手にされないのは、コンピュータを接続するのに、違うプラグを差し込もうとするのと大差ないことだと理解した。いらいらすることではあるが、ぴったりのものを探し続ければいいのだ。

もちろん、二人の人間の相性が、コンピュータとケーブルの組み合わせのようにはっきりと見えるものであれば、ありがたいとは思う。若い頃は、多くの人とうまくいかなかったし、友だちなんて全然できないかもしれないと思っていたので、そんな自分の不適合性をずいぶん気にしていた。今は、相性のいい仲間や友人はどんな人にでもいるはずだとわかっている。そんな相手を見つけることさえできればいいのだ。それを高校時代に知っていたらなあ、と切に思う。

人との関係は、すべてか無か、というふうに考えていた時期があった。親しい友だちが数人いて、それ以外の人たちのことはまったく気にかけていなかった。今では、友だちづき合いや人との関係にはさまざまな程度があって、それが交友の輪を大幅に広げるのだと認識している。いい人だけどちょっと変わっているというタイプとも知り合いでいられるし、そういう人とも楽しく会話ができる。心の奥の秘密を明かすことはないかもしれないが、それはそれでいい。貴重な見識は、最も意外な人や状況からもたらされることもあり、より大きく心を開けばその恩恵を受けられると気づいた。

どうやら、相手も同じ恩恵を受けるらしい。なぜなら、友だちの輪という概念が僕たちの多くに働くようだからだ。しかし僕には、新しく知り合った人に対して、ある線引きをする地点がある。いわゆる、そこを越えたら修復不可能という一線だ。

たとえば、「だます気だろう」とか「嘘《うそ》をついているんだろう」という言葉は、僕にとって交友の息の根を止めるものだ。そんなことを言われたら、今後どうすればいいというのだ？　信頼できないと思われたら、それ以上のつき合いができる素地は、もはやない。

そういった言葉を、僕の視線や話し方への反応として受け止めたことがある。自分の挙動は人からそんな反応をたちまち引き起こしてしまうのか、と恥ずかしく思い、ともかく自分が悪いのだと考えた。年齢を重ねた今では、そういった意地の悪い言葉は、言った本人の正体を示すことが多いと理解している。「だます気だろう」とすぐに言うような人は、人生経験から言うと、たいてい、その本人が人をだましているものだ。教師のひとりが言っていたとおり、蛇《じゃ》の道は蛇《へび》、というわけだ。

今ではそういうことを言われても気にならない。そんなことを言う人は、こちらから願い下げだとわかるからだ。僕としては、それっきりということだと考え、立ち去るまでだ。

それから、こんなことを言う人もいる、「普通はあなたのような人とは交際しないんだが、あなたは特別だよ」。こうした文句もやはり、言った本人自身を映す鏡であることが多い。僕を〝ある種の人〟とみなし、〝僕のような人〟を貶《おとし》める人は、たとえ甘ったるい偽りでくるんだ丁寧な言葉づかいをしていても、僕からはドアを蹴られる以上のことは期待しないほうがいい。

そんなとき、友情とは互いに行き来するものだと自分に言い聞かせる。僕を拒絶する人もいるだろう。だが、僕が拒絶する人もいる。双方向なのだ。この認識は大きい。かつては、すべての人を受け入れなくてはいけないと思っていたからだ。それは間違いだとわかった今は、前よりずっと楽しい。

僕には友だちを選ぶ権利があるし、実際、そうしている。

悪い知らせを聞いて

一七歳の頃は、友だちのアダムの家の車庫で長い時間を過ごしていた。そこはアマーストの彼の実家の裏にある昔の馬車置き場で、木の床は油で汚れていた。その床下の地階にまで、オートバイやその部品がいたるところにあった。車庫の前の、アダムのバイクの隣に僕はバイクを置いていた。僕らは、すてきな機械類の山々に囲まれた、はみだし者同士だった。

僕らは日陰に座って、油のしみたぼろ布にピンク色のポリッシング・ペーストをつけてエンジンを磨いていた。いつも、キャブレターを調整し、チェーンに注油し、ブレーキを調整する。時間をやり過ごすには、楽しく、気持ちの安らぐ方法だ。アダムには他にも少しばかり友だちがいたので、誰かがひょっこり顔を出して、最近のちょっとした噂話なんかをすることもあった。ある日、彼の友だちのチャーリーが、悪い知らせをもって立ち寄った。「ピーター・ペプルのこと、聞いたか？　昨日の晩、バイクでひどい衝突事故に遭ったんだ。脚を片方失うかもしれないって。歩けなくなったら、あいつ、どうなるんだろ？　ぞっとするな。今、クーリー・ディキンソン病院にいるらしい。昨日、事故のあとに担ぎ込まれたんだ」

「うー、ひどい話だな」。言うと同時に、僕の頭は回転し始めた。チャーリーが話し続ける間、僕もアダムもピーターのことを考えていたが、二人の思考内容にはこれ以上ないくらいの隔たりがあった。ピーターは回復するだろうか、とアダムは考えていたが、僕は自分自身もバイク事故で脚を失うことがあるのだろうか、と考えていたのだ。何てったって、同い年だし僕もバイクに乗る。それに、他にも似ている点があるし。バイク事故っていうのは伝染したりするのかな？　僕も脚が不自由になるだろうか？　そうなったら、どうやって働いて食っていけばいいんだ？　脚を失くした上に、飢え死にするのか？　ますます不安になり始めた。実際、体の具合が悪くなってきた。精神科医が見たら、パニック発作を起こしているとさえ言ったかもしれない。

どうして、ピーターの災難が自分の災難になるのか？　話を聞けば聞くほど、彼方《かなた》の病院でギブス包帯をしているのは、まるで自分のように感じるのだった。ほんのちょっと前までは、明るい春の一日を楽しんでいた。それが今や、すっかり暗転した。この悪夢を終わらせるためには、腕に点滴の針を刺すしかない。

ほんの一瞬で、友だちの事故は頭から離れない、ものすごい脅威へと変化した。しかも、すべて自分の頭の中で。ピーターは雨の夜、スピードを出して運転していた。僕は真昼の車庫の中で、牛乳ケースに腰かけている。まともな人なら誰だって、お前はこの上なく安全だ、と言うだろう。まわりにあるバイクは動いてすらいないのだ。今にもバイク事故で脚を失うかも、などと考える理由はまったくない。それでも、僕は怯《おび》え、心配になった。心配なのは彼のことか？　それとも自分のことか？　しかも、なぜ脅威を感じるのか？

おそらく、その答えは〝共感〟にあるのだろう。ありふれ型にとっての共感と、僕にとっての共感に。たとえば、通りで泣いている人を見かけたら、僕は何も感じず、ただ、どうしたのかと思うだけだろう。だが、ひとたびバイク事故の話を聞けば、同じ状況に陥った自分を想像し、ひどい不安に襲われる。

アダムのガールフレンドのブライアが話を聞こうと家から出てきたとき、僕は疑問の解決につながる、あるヒントを得た。まず、ブライアは同情の気持ちを表した。「ええーっ！　最悪ね！　気の毒だわ。ピーター、かわいそう！」。顔をゆがめ、悲しむような、泣いているような表情でこんなことを言った。先ほど説明した、ミラーニューロンのメカニズムが働いたのだ。チャーリーが同情を表したので、ブライアは彼の嘆きを反映《ミラー》した。次は反応が出る番だった。すぐさま、彼女の口調と表情は明るいものになった。

「きっとすぐによくなるわよ。見た目ほどひどい怪我《けが》じゃないかもしれないし、そうだとしたってあの病院にはいい先生もいるわ。ピーターはまだ若くて体力もあるんだから。きっと大丈夫よ！」。最後の言葉には笑顔も添えられ、さっきとはがらっと調子が変わっていた。こうして、チャーリーがもたらした悪い知らせは受け取られ、認知されたあと、前向きで楽観的な予測――ピーターは回復に向かっている――に打ち負かされたのだ。

まったくのパフォーマンスだ！　〝パフォーマンス〟と言うと、ブライアの振る舞いが誠意のない芝居のような印象になるが、そうでないことは絶対に確かだ。彼女とは長いつき合いなので、その感情や態度が心からのものであることは断言できる。チャーリーの嘆きもそうだが、彼女の前向きな言葉にも偽りがないことについては、まったく疑う余地はない。

これらすべてのやり取りは、ほんのわずかの間に行われた。その成り行きを要約してみよう。

チャーリーはピーターの事故のことを話しているとき、嘆いている様子だった。

ブライアにそれが反映され、彼女は同情を表した。

ブライアは楽観的になり、チャーリーに前向きな言葉をかけた。

チャーリーは気分を少し持ち直し、ブライアはそのまま明るく振る舞っていた。

僕の反応はまったく違っていた。あのような短時間でブライアとチャーリーの間に流れたさまざまな感情を、感じることも表現することも到底できなかった。少しは何か言えたかもしれないが、そうしても不自然な感じだったろうし、ブライアの感情の幅は広すぎて、僕にはとてもついていけなかった。

最初に言ったとおり、チャーリーの知らせを聞いたとき、僕は眉をひそめて「うー、ひどい話だな」と言った。その言葉は状況を適切に要約しており、深刻な態度も、たとえブライアの表情ほど豊かではなくとも、その場にふさわしいものだった。だが、同情の気配や、チャーリーへの慰めの響きはあまり表れていなかった。それだけではない。僕は実際的な調子で続けた。「さっき言っていた脚のことも心配だな。切断となったら、あいつ、どうするだろう?」

僕のことを、常に最悪の事態を予想する悲観主義者、と言う人もいるだろうが、それは違う。むしろ、逆境に強く、最悪の事態を見越して手を打とうとする本能がある、と言っていいだろう。こうして結末は、心づもりしていた事態よりも常によいものになるのだ。おそらく僕の脳の構造がそうさせるのだろう。

僕にしてみれば、笑顔の出る幕などない。ピーターは脚が不自由になるかもしれないのだ。バイクだって、もうダメなのはほとんど確実だ。彼は今、病院で深刻な事態に見舞われている。おまけに、事故を起こした罪に問われるかもしれないのだ。聞けば聞くほど、ますます悪くなる類の話じゃないか。とにかく、僕にはそう思えた。僕とチャーリーとのやり取りの流れは、ブライアとチャーリーのものとはかなり違って見えるだろう。

チャーリーはピーターの事故のことを話しているとき、嘆いている様子だった。その嘆きが僕に反映され、僕は理解を示した。ピーターがひどい災難に見舞われているという話に、僕もうなずいた。チャーリーはさらに少し暗い気持ちになり、僕はチャーリーの嘆きを吸収し、それが自分の嘆きとなり、不安を感じた。

一方、ブライアは微笑《ほほえ》みと明るい態度を保ち続けた。いったいどうして、僕とブライアとではこんなにも状況の捉え方が違うのだろうか？　二人ともピーターの事故を気の毒だと思った。だが、最初から僕たちの反応はまったく別々のほうに向かっていた。ブライアの反応はより実りあるものだった。結局は、彼女もチャーリーも気持ちが晴れたのだから。僕とのやり取りでは、チャーリーも僕自身もますます気持ちが落ち込んだ。

この違いは、ブライアの反応が感情的であるのに対して、僕のは論理的であることだと思う。感情はブライアにこう働きかける、チャーリーは苦しんでいる。何とか元気づけることを言わなくちゃ。論理は僕にこう働きかける、ピーターは災難に見舞われている。その苦境を認識し、最悪の事態に備えなくては。

だが、どうしてブライアは結局、大丈夫という気持ちになり、僕は結局、暗澹《あんたん》たる気持ちになったのだろうか?

僕は、ミラーニューロンに責任を負わせたい。それは、僕たち二人それぞれに対して、非常に異なった作用をしたように思う。ブライアはチャーリーを反映し、反応を確かめ、彼を元気づけるために明るい顔をして見せた。その明るい顔は彼女自身をも元気づけ、事故を心配するチャーリーの影響から立ち直らせたのだ。一瞬にして、彼女はチャーリーの嘆きを自分に反映させ、それに笑顔で対抗し、自分自身の気持ちを立て直した。見事で強力なシステムだ。僕にもそれが利用できればいいのだが。

僕のミラーニューロンはのろのろと、そしておそらく深く強く作用する。チャーリーからの悲しい話を認識して、僕は眉をひそめた。ピーターがひどい事態に見舞われるかもしれないという見解に、うなずいて見せた。その間ずっと、僕のミラーニューロンはチャーリーの知らせを吸収していた。吸収すればするほど、僕は彼の感情を反映し、ますます気持ちが沈んでいったのだ。

僕は、自分を離れて他者の観点に立つことがなかなかできないので、新たに湧いたいやな感情を自分自身や自分の周囲に関連づけ始めた。〝バイク事故〟をあまりに写実的に反映していたため、僕の思考は自分のバイクのことや、すぐにも事故が起きる可能性へと向いた。アダムの家を出たとたんに、車に轢《ひ》かれるのではないか？　論理的思考は軌道をそれて、感情の世界に入った。だが、それは誤った感情であり、もちろん非論理的でもあった。

さらに、自閉症のせいで、僕の自己意識はブライアのそれより弱まる可能性がある。この考え方は、最近の神経科学の研究によって支持されている。僕の場合、〝わたし〟という概念と〝あなた〟という概念の区別が、たまに、人よりやや曖昧《あいまい》になるのかもしれない。共感性に乏しい、と非難されるのと同じくらいの頻度で、先ほどのような会話は、あたかもありふれ型よりもずっと共感性があるかのような感情を、僕にもたらす。僕の共感性はブライアのものよりも働くのがずっと遅いが、ひとたび働きだすと、このありさまだ！　その感覚は非常にリアルなのだ。

どうやら、チャーリーの言葉を吸収したことがきっかけで、僕の共感反応は表れたようだ。同じことがブライアにも言えるのかどうかは、わからない。思うに、ブライアはチャーリーの不安げな表情や身振りを捉え、すぐさま反応したのだろう。僕はそういったものは完全に見落としていたが、彼の言葉は、とてもゆっくりとではあるものの、より強く影響したのだ。

今では、こうした違いがわかっているので、少しは楽な気持ちでいられる。けれども、明日にでもまた同じようなことが起こったら、やはり、ほとんどうしようもないだろう。

つまり、悪い知らせは僕を打ちのめすということだ。立ち直るには、しばらく時間がかかる。このアスペルガー者特有の性質で得をしました、と言えればいいのだが、それは無理だ。まさに弱点でしかない。最も望ましいのは、そうした弱点があることを知り、理解した上で、自分自身や周囲への負の影響を最小限にするよう努めることだ。

若い頃は、〝共感〟というような言葉は容易に定義できるし、意味もはっきりしていると思っていた。今では、そんな単純な概念ではないと認識している。僕のアスペルガー者としての脳は、ピーターの事例のような知らせを、ありふれ型の脳とは違う形で処理するので、結果として、完全に人とは違った形で僕は落ち込む。

何であれ、それは共感ではない、と言う心理学者もいるだろう。しかし、はばかりながら、それには同意しかねる。ありふれ型の共感とは違うかもしれないが、僕にとっては共感のひとつの側面なのだ。それは、辞書の定義を書いたありふれ型の人たちが思い描く感情と、まったく変わらぬ真実の思いだ。

ピーターの脚が、それほどひどいことになりませんように。

いや、違った。ピーターは必ず完全に回復すると思う。

本当に早い回復を。

願わくば。

危機に瀕して冷静さを保つ

　というわけで、僕は人の期待どおりに反応しないので、不利な状況に置かれたことは一度や二度ではない。だが、アスペルガー者特有の論理性が、ありふれ型の人たちに勝る行動をさせることもある。たとえば、自動車事故が起こって人が道に倒れている、といった緊急時の対応だ。

　緊急時に役に立ちたいなら、技術的な知識だけでは必ずしも十分ではない。ときには、他のもの——いわゆる冷えた頭と太い肝——が必要だ。災難に見舞われた場合は、そういったものが非常に役立つことがある。

　自動車事故で人が負傷したとか死亡したとかいう記事を読んでも、それはまあ、抽象的な話だ。実際に自分の身に起これば、感覚は大きく違う。事故直後の行動が誰かの生死を分けることにもなりかねないのだが、そういう状況で、一部のアスペルガー者が実に秀でた行動をすることがある。

　オタクの友人ジム・ボウトンとともに自動車事故に巻き込まれたのは、二人とも二〇代前半の頃のことだ。ある火曜日の夜、僕らは車でノーサンプトンからハドリーへと向かう橋を渡っていた。そのとき、一台の対向車が自車線をはみだし、センターラインを越えて僕らの目の前の車に当たって跳ね返り、はずみで僕の車のフロントグリルにまっすぐ突っ込んだ。

すべてはスローモーションに見えたが、実際は一秒にも満たない間に起こった出来事だ。相手の車のガラスがこちらのヘッドライトに当たって粉々になったとき、ジムは虹を見たという。僕が覚えているのは、ものすごい衝撃を感じたことと、やられたハンドルを必死に切ると車が横滑りしながら止まったことだ。体の揺れが収まると、僕たちはちょっとの間、前後に目をやり、腕や脚を動かして、怪我《けが》もなく生きていることを確かめた。僕の眼鏡がどこかへ行っていたが、ジムが手を伸ばしてダッシュボードの上からそれを引っ張りだした。フロントガラスの付け根のところにはまり込んでいたのだ。シートベルトのバックルを外したとき、ベルトが伸びきっていて、ドアピラーにあるベルトを引きだすための金具が曲がっているのに気づいた。ブレーキペダルは衝撃で床にめり込み、ハンドルはダッシュボードのほうに曲がっていた。

「シートベルトをしていてよかったなあ」。お互いにそう言い合った。驚いたことに、ドアが開いたので、路上に出た。車は、金属が冷えるときのカチカチという音を出していたが、火は出ていなかったし、異変は起こりそうもなかった。僕たちは少しよろよろしていたが、ちゃんと歩けたし、歩いているうちに速くまともに動けるようになった。車の前方に回ってみると、ひどくやられているのがよりあきらかになった。ボンネットはフロントガラス側にぐしゃりと折れ曲がり、内部のものはすべてつぶれて、一メートルほど奥に押しつけられている。エンジンはどこに行った？　しばらくかかって、それが車床に突っ込んでいるのがわかった。車がだめになったのは明らかだった。僕たちは、当たってきた車がどうなっているのか、見に行った。

その車は完全に壊れていたので車種もわからないくらいだったが、見て回るとトランクリッドにスバルの文字を認めた。僕たちは事故の衝撃で呆然《ぼうぜん》としていたが、スバルの中にいる人はそれどころではないだろうと、確認を急いだ。

すぐに助手席のところに行ったが、その人はもう、どう見ても手遅れの状態だった。即死だったのだろう。割れた金属が体を貫いている。おぞましい光景だった。助手席のドアの下から血が滴り、車の下の地面に血だまりをつくっていた。フロントグリルから助手席までの前部右側部分はすべてむきだしだ。ガラスや金属の破片、空の酒瓶、ばらばらの書類、血まみれのノートが路上に散乱している。事故現場は、止まっている何台もの車のヘッドライトに照らされ、その光と影でいっそう不気味に見えた。

窓に残っているガラスは一片もなかったので、車の奥まで見通せた。目に入るのは、気持ちのいいものではなかった。運転席に人の姿はなかったが、弱々しいうめき声のするほうを見ると、かつては後部座席だった残骸《ざんがい》の中に埋もれている人がいた。

ジムと僕は渾身《こんしん》の力を振り絞ってねじ曲がったドアをこじ開け、座席を折って場所を空けると、ドライバーを引きずりだした。彼は割れたガラスや鋼鉄で多少傷を負ってはいたが、体のどの部分も失っておらず、同乗者と比べればましな状態と言えただろう。僕たちは急いだ。車の前面からはまだガソリンやオイルが漏れて路上へ流れだしていたので、いつ引火してもおかしくないからだ。そうなったら、自力で動けないドライバーは確実に死ぬ。

このような場面で、感情のうねりに負けてしまう人もいるだろう。大破した車や騒音や出血に動転して。僕はそうはならなかった。問題を解決すべきだと思った。路上には壊れた車があり、車内には負傷した人が閉じ込められ、その隣には死亡者がいる。ものの二秒で、助手席の人には手の施しようがないがドライバーには危険が差し迫っている、と判断し、僕たちは彼をすぐさま助けだした。

ドライバーの腕にシャツを巻いて止血し、事故現場から一五メートルほど離れた縁石に座らせた。いやになったのは、彼が話し始めたことだ。「俺は運転していない。後部座席にいたんだ」とつぶやきだした。何度も何度も、まるで警察官に話す予行演習でもしているかのように。一メートルくらい離れても、その男からは酒のにおいがした。僕は何も言わなかったが、不快だった。

ドライバーを助けると、僕たちは事故現場周辺の車両の誘導を始めた。その頃には、警察も到着し、状況は落ち着いていた。ひとりの警察官が事故車に近づき、死んだ男と対面するなりボンネットに吐いた。すでに現場は、野次馬でいっぱいになっていた。

救急車が到着し、ドライバーを病院へ運んで行った。彼は負傷し、数か所骨折もしていたが、完全に回復した。医者が言うには、僕らの手製の止血帯のおかげで、腕の傷口からの出血によるショック状態に陥らずにすんだらしい。僕の車はレッカー車に積んでもらい、僕たちもそれに乗って現場をあとにした。帰宅して、別のシャツを着た。

あの状況でアスペルガー者としての本能が、僕に理性と冷静さを保たせた。血や大破した車を見たとき、僕は感情を〝見て〟いなかった。その代わり、ただ解決すべき問題があると見て、その場に飛び込んだ。自分がなしえた、最良の選択だった。あのような状況では、理性を保ち続けられる、冷静で論理的な人間が処理をするのが一番だ。僕のことを、冷たく無情だと言う人もいるだろうが、ドライバーを危機から救い、あの事態を収拾するための措置を講じたことで、僕は最大の共感を示したと思う。あれ以上に望まれることがあったろうか？　大いに同情する、とか？

人を救助したのは、それが正しいことだと思ったからだ。スバルに乗っていた人は僕の車を撥《は》ねて、壊した。責任はすべて彼らにあるし、おまけに飲酒運転だ。だが、そんな考えを無視したのは、彼らの命は僕の車より大切だとすぐに思ったからだ。あの場で相手に何も求めず、救助のためにすぐさま進んでわが身を危険にさらした。そんなことはしなくてもよかったのに。ジムだってそうだ。これが真の共感でなければ、何だというのだ？

アスペルガー症候群の人は緊急対応の仕事に向いているかもしれない、と僕がよく思うのは以下のような理由からだ。僕たちは、そっけなくて思いやりがないとまで思われているかもしれないが、この論理的な頭脳は、問題と解決策を即座に見極め、感受性の乏しさは、自動車事故や火災の恐怖から身を守る。同じ理由から、アスペルガー者は軍医や緊急治療室の医師としても、うまくやっていけるかもしれない。たいていの場合は障害とみなされる特徴だが、その利点ゆえに、僕のような人たちに向く重要な職業の例はいくつかあるものだ。

第三部　人とうまくやっていくには

人とうまくやっていくことは、常に僕にとっての課題だった。小さい頃の課題は、最後まで喧嘩《けんか》をせずに遊ぶことができる、というものだ。それは難しいことだった。他の子たちは間違った遊び方をしていて、正解をすべて知っているのは自分だったからだ。

さらに成長し、友だちをつくることが課題になった。それは、何よりもガールフレンドが欲しかった一〇代の頃には、重要な課題となったが、内気な性格や、人づき合いの不器用さや不安は、とても克服できるものではなかった。

大人になり、変な奴はどこにも雇ってもらえないとわかり、課題への取り組みは続いた。人の輪――仕事であれ、クラブであれ、どんなグループでも人間の集まるところ――に入れてもらえるくらいに、人に好かれなくてはならない。

大人になってようやく、中年としてまずまず満足できる境遇で、自分を支えてくれる友人関係を築き、それを保つことを覚えた。次の章からは、変わらぬ友情と社会的な成功という大きな目標に、僕がどのように向かっていったかをお話ししよう。

世界の中心

部屋に入って断りもなくテレビのチャンネルを変えれば、間違いなく、すでにそこにいた人からこう言われるだろう。「おい、人のことを考えろ！　観てたのに！」。こうした文句は、数えきれないほどしょっちゅう言われてきた。まずは両親から、そして弟、ついには友人、さらにパーティーでは知らない人からも。だが、僕は自分のやり方を変えることができなかった。部屋に入ったとき、〝間違った〟番組が放映されていたら、チャンネルを変えるのだ。

僕はいつでも何かに意識を集中しているので、部屋に人がいることに気づきもしない。テレビに向かって歩いているときなんかに、いったい何にそこまで集中しているのかって？　僕としては、いつものごとく自分の思いにふけっている、としか言いようがない。部屋に入り、人の顔をまともに見て、そしてチャンネルを変えるのだ。まるで、相手が目に入らないかのように。交通巡査はきっぷを切るとき、「法律は知らないでは通りませんよ」と言うし、それはそのとおりだ。だが僕は本当にしょっちゅう、知らないうちに他人に影響を及ぼすことをやり、しかも、その状況でその人たちの存在すら忘れている。それが、長年にわたって僕を幾多のトラブルに巻き込み、友だちづくりを非常に困難なものにしてきた。

何の番組が放映されているのか、という問題もある。列車や、トランス・アラスカ・パイプラインやロサンゼルス港などについての番組がやっているのに、正常な頭をもった人がショッピング・チャンネルを観たいだなんて、ものすごく理解に苦しむ。僕としては自分の行動は、真に教育的で観るに値する番組を紹介していることになると思う。

自分が悪者にされるのはテレビのチャンネル争いのせい、とは思わないが、僕の行動は自己中心的で身勝手なものだと受け止められがちだ。僕は本当にそういう人間なのだろうか？　最初は、そう思ってはいなかった。だが、自己中心的だと言われるたびに、ますます不安になり始めた。

人から最もよく言われる文句を挙げてみた。


「こんなことをして、他の人がどう思うか考えないのか？」

「人が使っているものを取るなんて、そういうことを何とも思わないの？」

「人の気持ちを考えたこと、あるんですか？」


こうした非難めいた問いかけから、僕が、控えめに言ってもひどく思いやりのない人間だと思われていることがわかった。もちろん、そう思われようとしているわけではない。しかし驚いたことに、行動する前には人の気持ちを思いやる義務や責務がある、と皆は考えているらしかった。**そんなことがありえるのか？**　だって、人は皆、まず自分のことを考えるじゃないか。それで、誰でもある程度は自己中心的なんだろう。だから、皆、苛立ちを感じるのだ。僕が彼らの空間に入り込み、人との交流はこうあるべしという彼らの考えの邪魔をするから。

最初は、誰もが自己中心的であるのだから、僕への非難は退けられると思った。しかし、自分自身とアスペルガー症候群について学べば学ぶほど、問題は自己中心的ということではないとはっきりしてきた。問題は、ひとえに表れる行動にあるのだ。

ありふれ型にとって、自己中心的とはどういう意味なのかを知ろうと決めた。それを知れば、自分の行動を考察し、次に打つ手を考えることができる。

ありふれ型の友だちの何人かに、自己中心的とはどういうことか、と尋ねると、全員が本質的には同じことを言った。つまり、自己中心的な人とは、他者を犠牲にして自分が優位に立とうとする人だ、というのだ。

それを聞いて、友人たちに質問をぶつけてみた。「僕は他者を犠牲にして優位に立とうとしているように見えるかな?」。友人らは口をそろえて言った――君はそんなことはしない、と。

彼らの答えは重要な点を浮き彫りにした。アスペルガー者とありふれ型では、自己中心的な行動の意味するところはどこか違うのだ。自己中心的なありふれ型は、他人の存在を十分意識している。彼らには思惑や目的があり、自分の利益のためにまわりの人々を利用しようとする。誰かにそんなことをされたら、僕だってむっとするだろう。

それは、僕の考え方とはまるで逆だ。部屋に入ってテレビのチャンネルを変えるとき、僕は自分の意向を故意に人に押しつけようとしているのではない。むしろ、他の人の存在に気づかない。人がそこにいると意識していないので、その無自覚から、チャンネルを変えるのに何ら躊躇《ちゅうちょ》することがないのだ。

なぜ、僕は気づかないのだろう? それについて考えたところ、答えとしてまず浮かんだのは、しょっちゅう考え事に没頭しているので、そういう場面でもいろいろなことに気づかない、ということだ。第二に、たとえ人の存在に気づいても、彼らとテレビなどの物との関連性がつかめないことが多い。おそらくそれはボディ・ランゲージと同じようなもので、あまりに抽象的だからだろう。もし、人の存在に気づいたり「わかったぞ」と思ったりすれば(そういうこともたまにはあるのだが)、テレビには手を出さない。

テレビの部屋を出れば、本来、独りなので、僕の思惑に巻き込まれるのはまさに僕だけだ。家族や親しい友人の輪を離れると、たいていの場合、他人を巻き込むことなど思いもつかない。僕の思惑に他人が巻き込まれるとするなら、彼らが僕に協力するからであって、僕が彼らを食い物にして利用するからではない。

トラブルを起こすのは、自分ひとりのために事を運ぼうとして、うっかり他人を巻き込んでしまう場合だと気づいた。相手にしてみれば、僕は優位に立とうとしているありふれ型に見えるのだろうが、実際、こちらは相手がそこにいることにすら気づいていない。だが、そんなことは釈明にはならない。そこにあなたがいるとは気づきませんでした、というのは、計画的に優位に立とうとするのと同じくらい人を侮辱しているとも言えるからだ。これは、僕のアスペルガー者特有の社会的弱点に直接つながることなので、僕にとっては常に難しい問題だった。

それに比べて、ありふれ型の人たちは身の回りのことをよく見ていて、特に人づき合いの感覚はずっと敏感なようだ。すでにお話ししたとおり、僕は他人の微妙な表情に気づかない。今回、自己中心という問題を考えていてわかったのは、自分は時々、他人の存在さえもまったく気づかないということだ！　すぐ隣にいるのに、完全に無視されるのはひどく不快なことに違いない。しかも、僕は相手を無視していることさえ気づいていないのだ。

友だちが欲しかったし、自分のことを誤解されたくもなかったので、この欠点の対応策を練ろうと決心した。

この点については、最近ではずいぶんと進歩した。ありふれ型なら、満座の人々も自然に目に入るのかもしれない。僕の場合は人の気持ちを読み取るときと同じように、あのおなじみの集中力をもって、かなりいい結果を出すことができている。この頃では、部屋に入るときは努めてひとりひとりに目をやり、意識するようにしている。ときには、何かひと言、声をかけることもある。さっと視線を走らせれば、それで十分なときもある。他者との関係を築く、この簡単な手順が非常に重要なのだ。こうすると、うっかりまずいことをする率は下がるし、相手にとっても、挨拶をしたり、僕を輪の中に招き入れたりする機会が得られる。

ありふれ型が握手という儀式を考えだしたのは、最初に関係を結ぶことが重要だからではないかと思う。部屋に入ったときに握手をすることで、その場の全員とのつながりをつくり、「あなたの存在に気づきませんでした」などという問題を避けるのだ。それまで僕は握手などしたことがなく、こっそり部屋に入って隅っこに立っているほうが好きだった。今では、この握手という型どおりの行動を心から尊重しているし、またそれが実にうまくいっている。全員との皮膚接触によって病気にかかる可能性も増すかもしれないが、いや、そんなもの、手を洗えばすむことだ。

単に、自分に他人の存在を認めさせただけなのに、それは僕の社会生活をぐんと改善した。人を無視することが減ったので、すぐに人からも受け入れられるようになった。変化は劇的だった。

これが僕の成功の秘訣《ひけつ》であり、僕を自己中心的な一匹狼から、多くの友人をもつ、感じのいい変わり者へと変貌《へんぼう》させるのに役立った方法だ。自分にとっては、かなりの進歩だし、負担も大きくない。今も、例に挙げたようなテレビの場面に遭遇することがある。最近では、まずチャンネルを変えていいか尋ねる。どうぞ、と言われるときもあれば、不満そうな声が上がるときもあるが、いずれにしても変える。だが、それでも大丈夫。まわりの人に会釈をするので、ともかくも人を侮辱することにはならない。唯一の難点は、部屋にいる人たちに意識を集中するのは精神的に疲れる、ということだ。パーティー好きなありふれ型は、本能のままに午前三時まで活動できるのだろう。僕は午後一〇時には、もうくたくただ。けれども、いつでも少ない時間で多くの人と友だちになれるだろう。

長年自分には全然見えていなかった単純な社会通念のようなものが、他の人たちにとってはこんなにも重要なのか、というのが僕の絶えざる驚きの種である。

会話のコツ

僕は高い言語能力に恵まれている。語彙《ごい》、文法、用語選択、ともに常に同年代の平均を上回ってきた。しかし、小学校の間は、そのすばらしい技能を使って友だちを得たり、人に影響を与えたりするとなると、てんでだめだった。ありがたいことに、年齢を経るごとに状況はよくなっていく。成功へのひとつの鍵は、知恵を身につけることにあるとわかった。言葉は、特にこれといった努力もせずに自然に自分のものになったが、知恵を身につけるのは実に大変なことだった。

最初にすごい知恵を身につけたのは、一〇歳の頃で、そのときは人生を変えるような発見をした。〝文脈に応じた〟受け答えをしなくてはならないことが、わかったのだ。たとえば、学校のトランプ用テーブルでトランプのひとり遊びをしているときに、ベン・パーカーがやってきて自分の新しい自転車のことを話したら、自転車について答えないといけない。

この新発見をするまでは、ベンが「僕の自転車を見てよ」と言えば、僕は「エースが三枚だ」と答えただろう。今、振り返ってみれば、二人の発言がかみ合っていないとわかるが、そのとき自分がしていたことを考えると、僕にとってはその答えは完璧に意味の通るものだった。どうして、ベンの話につき合わなくちゃならないんだ？　僕はトランプで遊んでいるんだし、ベンがこっちにやってきたんだ。論理的に考えれば、ベンは近づいて「ひとりトランプが上手だね！」とか何とか言うべきだったのだ。会話が軌道に乗るまでは、ベンは自転車のことなんかもちだしてはいけないのだ。

だが、絶対にそんな展開にはならなかった。子どもたちはそばにやってくると、「僕の自転車を見てよ」など、何でも頭に浮かんだことを言った。そして、自分たちのへんちくりんな発言に僕が答えるのを待っていた。どう考えても、まったく非論理的で不公平だった。僕はその流れに従わなかったため、会話はむちゃくちゃになった。いつも、結局はひとり取り残され、新しい友だちなど望むべくもなかった。

今なら、ベンに「僕の自転車を見てよ」と言われたら、「いい自転車だねえ。サドルが気に入ったよ」と答え、二人の会話は滑りだすだろう。「いい自転車だねえ」というのは文脈をつかんだ、正しい返答であり、「僕のヘリコプターを見てよ」は間違いだ。今ならそれがわかるのであたりまえの話なのだが、当時はあたりまえではなかった。

単純かつ強力な会話のルールとはこれだ。自分の頭に浮かんだことを言うのではなく、相手が言った内容に反応せよ。教師からは何年にもわたってそう言われ続けたが、僕は一〇歳になるまで、他の子どもには僕のとはまったく別の考えや感情があるとは気づかなかったのだ。ようやくそれを把握すると、人づき合いの面で大きな飛躍を遂げた。

中学校に入るまでに、さらにいくつかのことを学んだ。たとえば、気取った言い回しには問題があるということだ。語彙《ごい》が豊富だというのは自覚していた――大人たちも皆、そう言ってくれた――が、気取った言い回しにもまた、対話においては油断がならない面があるとわかったのだ。僕が〝兼言《かねごと》〟とか〝互恵主義〟などという言葉を使ったり、「馬は水辺まで連れて行く《リード》ことはできるが、鉛筆には芯《リード》を入れなくてはならない」といった機知に富んだ言い回しをしたりすると、大人たちは感心したが、子どもたちの反応はそういうわけにはいかなかった。僕の利口さを嘲《あざけ》る者もいたし、僕自身を嘲る者もいた。少数の頭のいい子はすぐに自分たちなりの気取った言い回しで対抗し、ついには誰が言葉の大家かを決める競争めいた感じになった。

その競争に、僕はいつでも勝つことができた。〝不用物改造装置〟のような気取った言葉をこしらえ、それをまた、誰にも理解できないような完全な作り話（とはいえ、真実味はあった）の中で使うという、才能に恵まれていたからだ。不用物改造装置は汚水と刈り取った芝を、ニューヨークのカフェテリアで出されるような食品に改造する、と僕は大勢の子に信じさせていた。

そんな言葉の競争に勝っても、自分が敗者であるのはわかっていた。気取った言葉や難解な言い回しを使うせいで、他の子どもたちから浮いているのを自覚していた。ませた話し方が、僕をまわりに溶け込ませず、孤立させていた。この問題を解決しようと、祖父の名言に頼ることにした。他人の話しぶりに耳を傾け、同じように振る舞うべし。僕はいわば言葉のカメレオンになり、両親の大学で本物の教授たちと一緒のときは小さな学者のように話し、アマースト高校の駐車場では悪党の小僧のように話した。

クラスメイトの中には、五文字を超える単語は使わず、六文字を超える単語の意味はわからない、という者もいた。最初は僕も、大人の言うとおり、ああいう子たちの会話能力の低さは知性のなさの表れだと思っていた。だが、会話能力が最低ラインにある多くの子がほれぼれするような能力や面白い面をもっていることがあると気づき、そう決めつけるのはどうかと考えるようになった。

自動車修理工場の若者たちが、そのいい例だ。「頭が筋肉隆々だったら、そいつは自動車工だ」とは友人のジュークの言葉で、つまり、彼らの頭蓋骨《ずがいこつ》の中身は脳みそではなく筋肉だ、というのだ。ジュークはバカにしていたのかもしれないが、その自動車工たちはキャブレターの調整やエンジンの組み立てなどができた。どれも、その頃、僕が憧れていたことだ。

僕は気取った言葉をたくさん知っていたかもしれないが、彼らが扱う機械は、僕がいじくり回していた自転車よりはるかにすごいものだった。だから、彼らの低い文法力や乏しい語彙《ごい》の向こうにあるものを見よう、と決めたのだ。自動車修理工場には、僕がどうしても知りたい、いろいろなことがあった。

彼らと同じような話し方をしだすと、何人かの自動車工と知り合いになれた。彼らは決してバカなどではないと確信した。言葉つきは荒っぽかったが、頭は実によかったのだ。

率直に口に出して言うなら、「君たちってまったくバカっぽい話し方をするけど、本当は賢いんだね」というところだが、彼らと交流できるようになった頃にはもう、幸い、三つ目の大事な知見を得ていた。口を閉じているほうがいい場合もある、ということだ。

「相手のいいところがまったく見つからないときはね」と祖母は言った、「思ったことは心の中にしまっておくこと。この決まりを守っていれば、決して面倒なことにはならないよ」。たとえ本当のことであっても、人に言ってはいけないような言葉を僕は心に留めた。以下のようなことは人に言わない。

太ってるね
くさいぞ
むかつくんだよ
バカめ
なんて不気味な顔だ
その他もろもろ

実際は、すべてをまとめてひとつの簡単なルールをつくった。つまり、相手の外見については褒め言葉を除いて何も言うな、ということだ。たとえフレッドのほっぺたに、気持ち悪い膿《うみ》がにじみでている腫物《はれもの》があって、それがとってもとっても気になったとしても、何も言わないのが一番だとわかっている。運がよければ、フレッド自らすべてを語ってくれるだろうが、彼が黙っているなら僕もそうするまでだ。そのほうがいい。でも、その膿が頬を伝って垂れ始めたら、なかなか黙ってもいられないだろうが。

それから、自分と比較して人をけなさないこと。たとえ、その比較が的を射たものだとしても。苦い経験から、「僕が七歳のときはもっとうまくできたよ」などという発言は、それが真実だろうと、ほぼ間違いなく会話をひどい結末に導くとわかっている。

だが、自分の言ったことが侮辱と取られるか、褒め言葉と取られるか、はっきりしない場合もある。たとえば、単に太り過ぎの女の子に「おめでたみたいだね」と言ったら、彼女は逆上するだろう。けれども、本当に妊娠しているなら、褒められたように感じるはずだ。どちらの結果になるかは、僕の、あまり高くない推測能力にかかっている。

人づき合いの機微にとても敏感で、そうした会話をうまくこなせる人もいるが、僕はそうではない。人と話すときには、相手の外見については何も言わないのが一番だと思う。そうしておけばたいていは安全だ。特に、女性と関わるときは。

そう、会話のルールの最後のひとつを教えてくれたのはそれだ。女性といるときは、男性といるときよりもずっと気をつけなければいけない。女性のみが敵意に満ちた反応を示すような、会話の失敗というものがある。「おい、今日は君、ひどいにおいだな」と言えば、誰でも失礼だと感じるだろう。だが、女の場合、褒めないことを失礼だと感じることもあるのだ。男はたいてい褒め言葉なんか期待しないのに。たとえば、僕が覚えているのは、初めてできたガールフレンドがある日、ひどく怒ったことだ。僕らは、ラリイ・ニーヴンの新著『リングワールド』のことを話していた。彼女がだんだん不機嫌になってくるように思えたが、僕には何がまずいのかわからなかった。ようやく、だしぬけに彼女は言った。「髪を切ったのよ、気づいてもくれないのね！」

そのとおりだった。気づいていなかった。それは会話術としての失敗なのか？　あるいは気づかなかったことが失敗なのか？　その両方だと、今では思う。僕は他人の変化にあまり気づかない。髪を切ろうと、服のスタイルを変えようと、そんなことはたいてい僕の意識を素通りしている。友人たちはそれをわかって、納得してくれている。だが、知り合ったばかりの人、特に女の子は、それに関してはより高いレベルを要求することがあるので、彼女らと一緒のときは自分の発言にさらに注意を払う。

相手のいいところ――大げさになったり嘘《うそ》っぽくなったりせずに何がしか褒められるところ――を探すよう、自分を訓練した。しかし、それは危険でもある。なにしろ、前向きな形容詞の多くは間違った意味に受け取られがちなのだから。たとえば、「今日の君は清潔なにおいがするね」という台詞は、ほとんど気に入られることはない。以前、ある女の子にそう言ったら、礼を言われるどころか、こう返された、「なあに？　この間はくさかったっていうの？」。この手の質問が来ると、いつも厄介なことになった。すべてありのままに――たとえば、「違うよ、でもこの前の火曜と水曜はほんとにくさかったなあ」というふうに――話さなくては、と思っていたからだ。こうした正直な返答は、面倒を引き起こす。今では、「そんなつもりで言ったんじゃないよ。今日、いいにおいだからって、昨日はくさかったってことにはならないだろ！」というふうに言える。たとえ、彼女がくさかったとしても、嘘を言ったことにはならないし、会話の安全も守られる。

この頃は、こうした危険なやり取りは、ある当たり障りのないひと言で回避できるとわかっている。「今日の君、いいねえ」、これだ。どういうわけか、清潔なにおいだと褒めるのは危険だし、突っ込まれかねないのに、見た目がいいと言うと褒めたことになるのだ。

男は絶対にこんな反応はしない。僕のような者が話しかけるには、女は何よりも扱いにくく、何よりも予測不可能な生き物なのだ。

ロブスターのはさみ――いじめっ子を始末する

中学二年の頃、スタイスペック先生の化学の時間は、僕の前の席にはドン・マクリーンがいた。それまで、ドンとは友だちではなかったが、どんな奴かは知っていた。無口だが、むかつくことをする。つばで濡らした紙を丸めて投げるとか。あの気色の悪い湿った紙をじっとりとした汚らしい手で丸めて、僕が見ていないと踏むと自分の頭越しに後ろへ放るのだ。そんな真似《まね》をするなんて、いったい、どういうけだものだ？

最悪なのは、冷たく湿った紙の塊が僕の顔にとまる場合だ。気持ち悪い。たまに昆虫を吸い込んでしまうときのように、その紙の塊を吸い込む場面を想像してしまう。おええっ。清潔な紙を使ってそいつを拭い取ると、慎重に爪で弾いて机から落とす。それから、その爪をズボンになすりつけて、何度も拭く。

ドンの後ろの席で、この事態をどうしたものかと黙ってやきもきしながら考えていた。大人にはどうしたって頼れない。祖父はいつも僕の味方だが、住んでいるのは一六〇〇キロ彼方のジョージア州だ。両親はそれぞれに気がおかしくなっているから、まったく役に立たない。先生は僕のことを気に入らないか、気にかけていないかだし、いずれにしても信頼できない。経験から、学校をあてにしても与えられるのは事後の罰だけとわかっていた。もしドンのことを訴えても、先生は「ほら、ドン、ちゃんとしなさい」と言い、ドンはただ笑うだけだろう。先生に告げ口したからと、さらにひどいことをするようになるだけだ。他に方法があればいいのだが、この問題はやはり、自分自身で解決しなくてはならなかった。

シャーロック・ホームズの話で読んだみたいに、酸や毒物を使うのはどうかと思ったが、それはさらに厄介な事態を招くような気がした。数日が過ぎた。奴は相変わらず、つばつき紙を投げ続け、僕は考え続けていた。このままで、すむわけはない。そのとおり、奴は行動をエスカレートさせることにした。

人をつねり始めたのだ。

僕は唯一のターゲットではなく、また最初の被害者でもなかった。奴のつねり癖が始まったのは、僕たちがグループで実験を観察しているときだった。

「ちょっと!」。少し離れたところにいたホリーが叫んだ。「あいつがつねった」。彼女はドンを指して言った。ドンは薄ら笑いを浮かべながら後退し、そのまま授業は続いた。それ以来、僕は前にも増して奴をしっかり見張っていた。だが、不十分だった。ある日、腰のあたりに鋭い痛みを感じ、ぱっと振り返ると、奴がしたり顔でゆっくりと下がっていくところだった。僕は声を上げなかったが、どうにかしようと決心した。

しかし、どうすればいい？　悪を根絶するには、究極の罰を与えなくては。突然、答えがひらめいた。ペンチだ。思いついたとたんに、家に帰って工具箱を確かめるのが待ちきれなくなった。

帰宅後、僕は工具箱を見下ろし、その他の選択肢を検討していた。ワイヤーカッターなら奴を十分痛めつけられるだろうが、指や耳を切り落とせば確実に面倒なことになるだろう。つねった仕返しに耳を落とす、というのはやりすぎだ。僕でもそれはわかった。まあ仕方ないかと、その案は捨てた。普通のペンチを取りだした。なまくらだな。奴のシャツやズボンの中に手を入れるわけにはいかない。そのとき、これだ、と思った。ラジオペンチ。まさに、おあつらえ向きだ。服は貫通するが、子どもの体の一部を切断するほど鋭利でもない。次の日、それを持って学校へ行った。

化学の授業中、僕は自信を新たにした。これでもう、いじめの被害者になることはない。待っていると、ほどなくチャンスはやってきた。授業用プリントのちょうど真ん中に、つばつき紙が着地したのだ。ドンは振り返りもせず、してやったり、という態度で座っている。僕はポケットからペンチをこっそり取りだし、その手を前に伸ばした。シャツの上から十分な肉の塊をつかむと、ぐいっと引いてねじった。効果はてきめんだった。

「いてえ――――――っ！」。胸のすくような叫びとともに、奴は椅子から飛び上がり、床に落ちた。何につかまれたのかと振り返った奴に、僕は親しげに笑みを浮かべて自分の仕業であることを示した。ペンチをロブスターのはさみのようにパチンと鳴らし、まだまだ攻撃できることをにおわせたのだ。僕を毒蛇と思ったかのように、奴は後ずさりした。ミッション完了だ。

困ったことに、奴の叫びと大騒ぎに先生が目を向けた。気がつけば、僕は職員室へ送られ、教頭でもある生活指導部長と対面していた。

「さて」と彼は言った。「どんな言い訳があるのかな?」。最近、合衆国憲法《USコンスティテューション》を学んだところだった——まず、その名前から思い浮かんだのは、ボストンのチャールズタウン海軍工廠《こうしょう》に停泊している古い木製の船だったが（訳注：コンスティテューションはボストンを母港とするアメリカ海軍のフリゲート艦の名称）。合衆国憲法修正第五条により、黙秘権を行使してもよいことを知っていたので、答えなかった。

けれども、自分の顔にうっすらと笑みが浮かぶのをどうしても抑えられなかった。それが、生活指導部長を激怒させた。彼が怒れば怒るほど、ますます僕はにやついた。すぐに、彼は叫んでいるも同然、僕は笑っているも同然、という状況になった。どうやら、彼の怒りは僕に逆の作用をもたらしたらしい。僕は、にやにや笑い続けるばかりだった。

とはいえ、この表情のせいで、さらに厄介なことに巻き込まれかねないのはわかっていた。本当に面白がっていたのではない。頭に血が上った教頭に怒鳴られて、楽しくも面白くもないに決まっている。僕の表情はさっきの事件のときのもので、それをどうにも変えられなかったのだ。

なぜそんなことになるのか、長い間、必死で考えてきた。あの日以来、そういうことを何度も体験したからだ。思うに、笑ったのは、僕の脳は自分の身に関わることだけを解釈したからではないだろうか。生活指導部長の前に立ったとき、僕は喜びにひたって当然の理由があると思った。不快で有害ないじめっ子をやっつけたのだから、ほっとして愉快になれるだけの十分な権利がある、と。

問題は、教頭は僕に後悔の表情を期待していたのに、それがまったく表れなかったことだ。この子の所業については怒鳴ってもいい、と教頭は思い、僕はおそらくいやな気分になったのだろう。こんなふうに思って！　なぜだ？　なぜ、ドンが廊下の向こうの保健室でめそめそ泣いているからって、僕があいつのせいでいやな気分にならなきゃならないんだ？　僕はあいつみたいに、他の子をいじめたりしないぞ！　後悔どころか、誇りに思うさ！　いじめっ子に立ち向かって、そして勝ったんだから！

僕の思考を見抜いて、僕がどう感じ、なぜそんな態度を取るのかを理解しようとする大人は誰もいなかった。僕の振る舞いは、精神病質や社会病質や、いわゆる邪悪さの表れなどと受け取られただけだった。大人にとっても僕にとっても、実に不快なことだった。この子は、世に出て凶行に及ぶ機会を待っている小さなモンスターである、と彼らは確信していた。一方、僕は自分を守ろうとしている、ただの子どもだった。僕に何がわかっただろう？

こうした大人たちや、僕の振る舞いに対する間違った解釈は、その後何年にもわたって自己イメージを蝕《むしば》むような影響を僕に与えた。完全に大人になってからも、自分は連続殺人鬼という正体を今にも現すかもしれない、という思いにとりつかれていた。まったく人やものを傷つけていないのに、自分なりにどんなに心やさしい振る舞いをしても、しつこくつきまとう、その身の毛もよだつような恐怖がなくなることはなかった。

反省や苦悩や悲しみの表情を期待されるのにそれが出ない、というような経験を何度もしてきた。

僕があまりに論理的であるからかもしれないし、脳のそういった部分がとにかく弱いからなのかもしれない。けれども大切な人たちが災難に遭えば、僕は彼らをとても思いやる。その部分に関してはまったく弱いところはない。問題は、何が僕の反応の引き金になるのか、ということなのだ。

いずれにせよ遠い昔のあの日、生活指導部長は結局、僕を相手にするのをあきらめた。だが、何もしないわけにはいかないので母を呼びだし、僕は家に帰された。勝利の日だった。その日を最後に、ドンは、僕にもその他のクラスメイトにも嫌がらせをしなくなった。いわゆる〝子羊のようにおとなしく〟なったのだ。

外交官なら、僕のしたことを相応の行動と呼ぶだろう。ドンの嫌がらせに対して、取れたであろう方法はたくさんあった。僕の選択は、あの状況やドンの行動に照らせば妥当であったし、効果もあった。あれより弱腰の対応をしていれば、失敗して、さらに自分を悪い立場に追い込んでいたかもしれない。あれより強硬な手段に出ていれば、法に触れるような問題を起こしていたかもしれない。すべてはバランスの問題なのだ。

現在の教師なら、ドンをペンチで傷つけたから放校処分にする、とはっきり言うだろうが、一九七〇年当時では事情は違った。だが、その頃から変わっていないことがひとつある。いじめっ子は消えていない。あなたが僕の作戦をどう思うにしろ、それはうまくいった。けれども残念ながら、誰でもうまくいくというわけではないだろう。この章を読んで、あなたには僕の事情はわかっただろうが、ひとつ、読むだけではわからないことがある。それは僕の体格だ。僕はずっと大柄な子どもだったし、ほとんど毎日一〇キロの道のりを歩いて登校していたので、かなり丈夫だった。自己イメージのせいで自分は弱虫だと折々に感じていたとはいえ、高校に上がるまではクラスでも最も大きい子の部類に入っていたので、決して弱くはなかった。だから、自力で直接手を出す方法がとれたが、これが小柄な子だったら、なおいじめられ続けたかもしれない。

いじめの問題について、もっと答えてあげられればいいのだが。特に最近では、いじめの多くはネット上に存在し、それをたぐって戦うのは雲をつかむように難しい。結局、僕からのできる限りの助言は以下のとおりだ。

□平和的共存を心得ること。友だちをつくれなくても、敵をつくらない。

□人をからかったり、嫌がらせをしたり、挑発したりしないこと。自分がいじめっ子になってはいけない。

□他者を理解しようと努めること。そうすることで、平和的な関係を築く。

□もし、からかわれたり嫌がらせをされたりしたら、まず強い大人に助けを求めること。

□最後に、それでもだめなら、断固とした態度を取らざるを得ないかもしれない。その場合は、自分自身が危険な状況に追い込まれる可能性もあると知っておくこと。だがどうなろうと、自分と自分の信念を擁護したことにはなるだろう。難しいことのように聞こえるが、それが成功への道だ。

古くから存在するこの問題に、もっといい答えがあればいいのにと思うが、それはない。

（あれから数年後、僕の行動に触発されたのか、コメディー・グループのザ・ファイアサインセアトルが〈Don't Crush That Dwarf, Hand Me the Pliers（その小人《こびと》をつぶすな、ペンチをよこせ）〉をリリースした。要チェックだ）

動物にご用心

さらに年齢を重ねると、長きにわたって他人と交流できていないことが、ますます心に重くのしかかるようになった。慢性的に悲しみや怒りを感じながら、がけっぷちでスケートをしているようなものだった。失敗や拒絶を予想し、先手を打つことまで考え始めた。

特に、大集団に対して用心深くなった。おそらく、なかには冷ややかな奴もいるだろう、と自分に言い聞かせていた。気をつけたほうがいい。

振り返ると、家族や、二〇人から三〇人の集団に囲まれている場合は、落ち着いていられたと思う。保育園や小学校で出会うのはその規模の集団だった。友だちになるのは数人で、あとは大勢の知り合いと、数人の要注意人物だった。全体として見れば、何とかなる状況で、休み時間も登校時も恐れは感じなかった。他の子どもたちは仲間ではなかったかもしれないが、敵でもなかった。どうやって友だちをつくればいいかはわからなかったが、ほとんどひとりきりでいて、他の子のものを取ったり悪口を言ったりしなければ、争いは避けられるとわかるようになった。

小学校で覚えた必須スキルは、いかにして敵をつくらないか、ということだった。そんなことは自然にできることだ、とか、友だちをつくればどうにかなるさ、と思う人もいるが、それは違う。敵をつくらないこととは、それ自体が独特のスキルなのだ。いつも黙って平静を保ち、他人に干渉しないでいることを覚え、僕はそのスキルを身につけていった。

中学生になると事情が変わった。僕は小さな町の小学校から、七〇〇人の新入生がいる地元の中学校に進学した。ものすごい人数で、知っている子は誰もいなかった。ほとんどがその地域の最大の町アマーストから来ていて、アマーストの教育制度により、多くの者たちが保育園からずっと一緒という間柄だった。シューツベリーから来ている僕は、いろいろな意味でよそ者だった。

毎日バスに乗るときは、ドラマ『シーハント／潜水王マイク・ネルソン』で水中の鋼鉄のケージからサメがうようよいる海へと泳ぎだしていく、スキューバダイバーのロイド・ブリッジスのような気持ちになった。ランチルームで生徒の集団を見つけると、得体の知れない人間集団のように思った。数百人もの生徒が、まるで魚の群れのようにうようよと乱れ動いていた。だが、『シーハント』のスターと僕とでは大きな差がある。彼は大人で水中銃を持っている。僕は一三歳で、何の武器も持っていない。それに、基本的にひとりだ。出身の小学校はとても小さく、そこからこの中学に来た新入生はたったの一二人だった。皆、戸惑っていた。七〇〇人の生徒たちに囲まれ、まさに巨大な魚に呑み込まれてピンチに陥っているようなものだった。

初めて会った子たちは、ほとんどが無害だった。ひとりふたり、僕を気に入ってくれた子さえいた。だが、用心していて正解だとすぐに気づいた。集団には多くの悪い種がまき散らされている……こそ泥、いじめっ子、乱暴者。いつ襲いかかられてもおかしくない。危機はすぐそこにあったが、僕は常に身構えていた。すでに対処法を身につけていたのだ。決して隙を見せてはいけない。常にまわりに警戒の目を光らせよ。左、右、後ろだ。屋外では上にも。獰猛《どうもう》な奴なら、木の上から飛びかかってきてもおかしくない。

ジョージア州の祖父母の家の裏の沼地には毒蛇やワニがいたが、そいつらから身を守るのと同じ感覚とスキルを用いて、僕はアマーストの中学、高校時代を過ごしていた。毎年夏は祖父母宅に滞在したが、毒蛇やワニの脅威にさらされることはなかった。八月のある日、毒をもつヌママムシが僕のボートの中に落ちてきたが、襲いかかってはこなかった。だから、この子たちも襲いかかってはこないだろう、と心配を晴らした。感覚というアンテナを周囲に張り巡らし、注意し続けた。視覚、聴覚、嗅覚、そして第六感を働かせて。この第六感は危険を察知する僕の感覚で、森が静まり返ったときは何が起こるかがわかった。表情を読む能力は乏しかったかもしれないが、気配や危険を察知する能力は、極めて優れていたのだ。

生徒たちのなかには噂の的になっている者もいた――そういうことは、観察したり聞き耳を立てたりして知った。そのなかのひとりのことを、特によく覚えている。彼には本名があったが、誰もそれを使わなかった。皆、そいつをデブと呼んでいた。ぐうたらで喧嘩《けんか》好きな奴で、そいつが近づいてくると、必ず面倒なことになった。

「おい、何持ってんだよ?」とデブは親しげに声をかけ、不運な生徒の隣に座ると、その子のデザートを取り上げる。「うまいじゃん」、食べ始めるやそう言い、被害者は凍りつき、怖くて反撃できない。デブは、ターゲットに痩《や》せっぽちの子を選ぶ傾向があった。僕は痩せていたが、間違っても弱くはなかった。動物を警戒するこの感覚のおかげで、奴が同じテーブルについたその日、僕の態勢は整っていた。

デブは、カフェテリアで白いアイシングのかかったチョコレートケーキが出ると、人を急襲するようだった。それが大好物だったに違いない。厄介なことに、僕もそれが大好きだったから、戦わずしてケーキをあきらめるつもりはなかった。デブは僕の隣に座り、僕の目を見ると、テーブルの上にさっと腕を這わせた。

パシッ！　ノートの縁を奴の手首に思い切り打ち下ろした。デブが叫び声を上げて手首を振ると同時に、僕はテーブルからさっと離れて立ち上がり、相手が腰を浮かせば殴りかかれるよう身構えた。驚いたことに、デブは即座に引き下がった。「おい！　かっかするな！　落ち着けよ！」。奴がすうっとその場を離れると、まわりではまた、皆のおしゃべりが始まった。

突然、形勢は一変した。僕は腰を下ろし、略奪者に対する警戒を再開した。

学校で絶えず用心しているには多くのエネルギーを要したが、それはやらざるを得なかった。しばらくして、他の子たちは気づいたのだと思う。僕がかもしだしていた、俺は食えない奴だぞ、という雰囲気に。

その日以後、実に驚くべきことがデブに起きた。僕に親しげに接するようになり、わざわざ話しかけにきたりもするようになった。最初は、そんな打ち解けた態度は見せかけだと思っていたが、そのうち、そこまでの確信はもてなくなった。話しかけられれば応じたが、常に彼とは距離を置いていた。他の一部の子にするように、デブが僕に含み笑いをして見せることは決してなかった。自力で立ち上がった相手に対してだけは一目置く、という者がいる。デブは本当の友だちにはならなかったが、あれ以来、僕を煩わせることはまったくなかった。

余計なことは言わず、自分の居場所を守り、喧嘩《けんか》も大事件もまったく起こさずに学校生活を乗り切った。ただ、いくつか悪ふざけはしたが、どれも暴力的ないたずらではない。

子どもの頃に身につけたこの警戒癖は、大人になっても続いた。それは緊張を要することだったが、出入りしていた場所やつき合っていた人々のことを考えると、おそらくそういう警戒心をもっていたことは幸いだったのだろうと思う。決してあとに引かない奴だと思われていたので、誰も僕を押しのけようとはしなかった。

そんなふうにして年齢を重ね、僕は事業を始めた。創造的で技術を要する仕事を始めたとき、いじめっ子からも遠ざかった。若い頃から周囲にいたいじめっ子たちは、僕とはまったく畑違いの職業を選択したかのようだった。僕の行くところにはもう、そういう類の者はほとんど見なくなったからだ。人生はより快適になった。脅威を感じることは、めったになくなった。

高校時代の僕はまるで、待ち伏せ攻撃を覚悟で見回りをしている、戦時中の兵士のようだった。くたくたになる生き方だ。だが、そんな生き方をする必要はない。最近では、いじめやその他の危険を抑制している学校があり、そこでは、警戒心の強い生徒でさえ、楽園にいるような気持ちでいる。

初めて心から安全と感じた学校は、テキサス州ヒューストンにあるモナーク・スクールだ。神経学的な違いをもつ子どもたちのために特化したプログラムを組んでいる学校である。数年前にそこで講演をしたとき、すぐにその安らかな環境に心を打たれた。扉を開けて中に入った瞬間から、それは明らかだった。どこにいても、穏やかな気持ちになれる。その安らかな世界では、子どもたちは追い詰められた動物の顔をしていない。高校時代の僕と彼らとの差は著しいものだった。そこにいると、僕が子どもの頃にもこんな学校があったらよかったのに、という思いにさせられる。もしそうだったら、高校二年生のときにどうしても学校をやめたいとは、たぶん感じなかっただろう。

その思いを汲《く》んで、二〇〇八年五月、モナーク・スクールは僕に名誉学位を授与してくれた。だから、僕はもう高校中退者ではない。三〇数年遅れで高校を卒業した。あと必要なのは、ハーヴァードとかイェールとかアイダホといった、一流の大学の名誉学位だけだ。一〇〇%その資格がある者に、僕はなるつもりだ。

選ばれること（〝選ばれる人〟になること）

ソーシャル・スキルのない、完璧なオタクに、いったいどうしたらガールフレンドができるのか？　これが、僕や僕のマニアックな友だちの中での差し迫った問題だった。いつもそのことを話していたが、このガールフレンド問題は信じられないくらい解決困難で、論理や理屈というアプリケーションでは、まったく太刀打ちできないものだった。

一六歳の頃には、僕はそれまでの多くの欠点を克服していた。人とともにいることを覚えた。隣の子がまったく間違ったことをしてすべてを台無しにしても、黙ってじっとしていることさえできた。自分と似たオタクたちがいる場所を知った。コンピュータ室や〝大学SF同好会〟といったところだ。そこでは共通の話題があるので、会話を始めるのは簡単だった。問題は、そういうところにはあまり女性がいないことと、いたとしても、どうやらそういう女の子は決まって、どこかの幸運なオタクの彼女らしいということだった。

その幸運な仲間を観察して何かいい案を考えてもよかったが、それは不確実な方法だった。絶えず観察するとなると、まるでストーカーや変質者だ。それでも、こっそりと慎重に観察した結果、僕と友人らは、〝ガールフレンド獲得〟におけるいくつかの理論を組み立てた。また、オタクではない友人からもアイデアを得た。彼らの多くは、すでにこの理論に精通していた。

当時は、アスペルガー症候群については知らなかったが、女の子の扱いを見れば、オタクとありふれ型とを区別するのに心理学を理解する必要などなかった。ありふれ型は成功し、オタクは成功しない。友だちのデニーはありふれ型だったが、親しかったのは家が隣同士で毎日一緒にバスに乗るからだった。そうでもなければ、彼は僕みたいな奴は軽く鼻であしらっていただろう。

「ただ、女の子のそばに行って話しかければいいんだ。英語の課題のことを訊《き》いたり、ランチタイムに隣に座らないかって誘ったりするのさ」。とても簡単そうに聞こえた。実際、デニーがそれをやっているのを見たことさえある。「ほら」。彼は言った、「やってみろよ!」。言われたとおりにやろうと決意したものの、女の子のほうへ向かったとたん、怖くてガチガチになってしまった。動けない。話せない。言うまでもなく、女の子は逃げだし、残された僕は、改めてデニーの勇気と自信にさらなる敬意と羨望《せんぼう》を抱くのだった。

その頃には、他の男子たちの自分への反応の仕方について、僕はある経験則をもっていた。身ぎれいできちんとした人気者は、僕とは一切関わりをもとうとしない。オタク連中――髪はぼさぼさで、左右別々の靴下をはき、分厚いレンズの眼鏡をかけている――は、たぶん友好的だ。脂ぎっていてくさい奴は、僕のほうで避ける。汚らしい連中の近くにいたくなかったのは、ケジラミやアタマジラミや、不快極まる体臭を警戒していたからだ。

アマースト高校には、かなりの数のオタクがいた。誠に残念ながら、全員、男だ。世界じゅうの男の友だち全部を合計したところで、ガールフレンドひとり分の価値はない。そんなことは、僕も、まわりの連中も知っていたから、みんな大いに欲求不満だった。最悪なのは、僕たちと同じくらいの数だけ、相手のいない女の子もいるだろうとは思うものの、誰がそうなのかを判別し、どうしたらその娘《こ》に手が届くのか、まったく見当がつかないことだった。どうしようもなく絶望的な状況だった。

人気のある男子たちは、いつも両手に花だ。一緒に歩いているカップルをよく廊下で見かけると、うらやましくも悲しい気持ちになった。手をつないでいる二人を見ることもあり、ああいうふうにするのはどんな感じだろう、と思ったりもした。僕は小さな子どもの頃から、誰とも手をつないだことなどなかった。それができればどんなにいいだろう、と思った。

当時、幸運にも（何かの奇跡により）女友だちができたときは、二人ともあまりにもはにかみ屋だったので、カレとカノジョというふうにはなれなかった。中学二年のときにメアリー・トゥロンプキーと友だちになって、彼女のことをコグマと呼んでいた。いつも一緒、という気がしていた。毎日、彼女を学校から家まで送り、それから回れ右をして自宅まで一〇キロあまりの道を歩いて帰った。けれども、その間一度も、手をつないだこともなければキスをしたこともない。そういうことを僕は考えていたし、きっと彼女もそうだったと思うが、とにかくとても怖かったのだ。僕らはそれ以上どうなることもなく高校を離れ、彼女はマサチューセッツ大学に行った。のちに、彼女は僕の最初の妻となり、息子クーマの母となる。

当時はわからなかったが、コグマもまた、やや自閉症気味だった。だから、僕らは互いに惹《ひ》かれたのだろうか？　きっと、ともに世間から忘れられた存在だということが、僕たちの芽生えたばかりのロマンスを非常にゆっくりと進展させていたのだろう。互いの特異性の中に同じ魂を見ていた、ということはありえるだろうか？　理由はどうあれ、彼女とのつながりはほぼ四〇年にわたって続いた。僕の人生で出会ったほとんど誰よりも、長いつき合いと言えるだろう。

今なら、学校時代に、なぜ彼女以外の決まったガールフレンドがいなかったのかわかる。単純な答えだ。僕が女の子を寄せつけなかったのだ。挙動は変だったし、異様な振る舞いは、僕に関心をもった人に二の足を踏ませた。たとえば、高校一年の社会科の授業のあとでエミリー・ボルダックが近づいてきたとき、彼女は僕と友だちになりたがっていたと思う。けれど僕がエミリーの顔を見て、狂犬か何かのように「ウーッ、ワン、ワン」と吠えたとたん、彼女の気は変わった。もし、もっと意外性の少ない態度で接していたら、どうなっていただろう。それは誰にもわからない。

大人になってから初めてつき合ったキャシー・ムーアは、地元のバーやクラブでバンドの音響の仕事をしていた僕を選んだ。二人の関係は続かなかったが、女の子と仲よくなれたという自信と、ずっと孤独ということはないかもしれないという自信を得た。だが、そこから満ち足りた結婚生活への道は、依然として険しいままだった。キャシーが基本的なマナーの重要性を教えてくれたことには、生涯、感謝し続けるだろう。さらに、変なことは断じて言わないようにしたおかげで、より大きな人の輪に入れてもらえるようになった。けれども、人づき合いについては無知のままで、まわりで見かける人気者とはまったくかけ離れたところにいた。

そんな状態で、つまずきながら二〇代前半へと突入する。本物の仕事を得ようと決心したのは、その頃のことだ。マサチューセッツ州イーストロングメドウにある有名なおもちゃとゲームの会社、ミルトン・ブラドリー社のエンジニアになった。大勢の中で、さまざまな件で人と日常的に関わりながら過ごすのは、高校以来のことだった。ほとんどの人はそれを大学で経験していたが、僕は大学に行かなかったので、社会性を身につける機会を逸していた。

実はミルトン・ブラドリー社には行動基準や服装規定があったので、そこに初めて足を踏み入れる前に自分を総点検しなければならなかった。大企業やそこでのふさわしい服装についての書物を読み、最初の就職面接に備えて身なりを整え、面接中も自己最高の態度を保ち続けた。

伸びすぎた髪を一五センチほど切り、スーツを身につけた結果はまさに驚くべきものだった。まるで、別人に対するような反応が返ってきたのだ。それまでの僕の見た目は、工場労働者とか整備士とか、その他の肉体労働者のようだった。それが、ホワイトカラーの一員に見えるではないか。実際、重役たちは、工場労働者に対するのとは違う口調で僕に話しかけた。年上の人が、僕の意見に従ってくれることさえあったのだ。この男が、スーツを着ただけの、でかい子どもだとも知らずに。

身なりがつくる印象の力を知って、驚いた。だが、そうと知ったからには、そのアイデアを取り入れた。手が届くようになるとすぐに、ブルックスブラザーズのスーツや、ハサウェイのシャツや、バリーの靴を身につけ、エス・ティー・デュポンの万年筆のような持ち物までそろえた。絵に描いたようなおしゃれになった。

　新たな服装――それから、身につけてきた礼儀作法――もまた、僕の社会生活を助けた。若手幹部のように見えることによって、若手幹部たちに受け入れられるようになり、自分としてはほとんど何の努力もなく、彼らの社会に引き込まれた。そのときにはもう、人を観察して真似《まね》をする法を習得していたので、新たに知り合った人に「ウーッ、ワン、ワン！」と吠えて、避けられることはなかった。彼らがやるゴルフやら何やらはできなかったが、品よくうなずきながら話についていき、とにかくその集団の中に居続ける方法を身につけた。

　だが、新たに上向きになった環境に身を置いていても、相変わらず女性にアプローチすることはできなかった。中学のときは、女の子に踊ろうと誘うなんて、恐ろしくてできなかった。ここへきても、職場の魅力的な女性を昼食に誘うことはできないのだ。なぜ、女とはかくも恐ろしいものなのか？ともかくも、怪物に対する恐怖は克服していた……。ティラノサウルス・レックスよりも女のほうが恐ろしいだろうか？　たぶん、そうなのだろう。

　そういう恐怖感をもっているオタク系の若者は、僕だけではなかった。ボブ・ジェフウェイもやはりミルトン・ブラドリー社のエンジニアで、僕とまったく同じことを感じていた。二人とも職場の魅力的な女性を見てはいたが、そこまでだった。できるのは、せいぜい遠くから彼女らを褒めたたえるか、彼女らに近づいてその報告をするよう、おもちゃのロボットにプログラムすることぐらいだった。その手の映画を観たり本を読んだりしたが、実際に女性をデートに連れだすような度胸も自信も気品もなかった。

しかし、僕たちは二人とも選ばれるということによって、孤独から救われた。僕たちを選んでくれた女性たちがいたことで、見込みのありそうな相手を追い求めたり選んだりする能力に価値はなくなった。〝選ばれることのできる人〟になることが、〝ガールフレンド問題〟の解決策だと判明したのだ。

ボブはセレスト——彼を選び結婚することになる女性——を、家族ぐるみでつき合っている友人から紹介された。偶然にも、セレストもミルトン・ブラドリー社で働いていたのに、二人は実際に職場で出会ったことはなかったのだ。また偶然、僕とコグマもマサチューセッツ大学の構内で再会し、互いに若い大人になった姿を見て再びつながった。結局、僕もボブも自分を選んでくれた相手と結婚したのだが、ボブのほうがうまくいった。彼は今もその相手と夫婦だが、僕はそうではないからだ。

この間、ボブのどこに惹《ひ》かれたのかセレストに訊《き》いたところ、彼女はこう答えた。「あんなに面白い人は知らないわ。他の男の人はスポーツの話ばっかりしたがるけど、ボブは飛行機とかコンピュータとか、ありとあらゆることに関心があるの。本当に面白い人よ」。その話には大いに心が惹かれた。なにしろ、高校時代はずっと、みんなの注目の的と言えばスポーツマンだったからだ。高校時代、セレストのような女の子はいったいどこにいたのか？　オタクを伴侶に選んだ他の女性数人と話してみて、そうした男性への好みは高校卒業後に熟していくに違いないという結論が出た。高級ワインの味は大人になってからわかるという。たぶん、より洗練された伴侶選びの能力も、大人になってから身につくのだろう。

選ばれるために他に何をしたのか、とあなたは訊《き》くだろう。さて、僕個人のことで言えば、それは礼儀作法の習得だった。人を驚かせたり怖がらせたりしない振る舞いについて、さらに学んだ。身なりをきちんとして、伴侶となりえそうな女性たちのなかに身を置くことにした。

アスペルガー症候群であると知ったあとは、自分の振る舞いが及ぼす他人への影響がわかったので、社会に受け入れられるような大きな成長をも遂げることができた。それでも、相手に向かって延々と話し続けたり、よくある不作法をしたりなど、いやな癖をもっているのは自覚していた。残念ながら、本当に根っからの癖だったので直すのは難しかったが、それを直すことができるとほとんどすぐに、人は反応した。他人に対する受け入れ態勢を整えたとき、僕には新しい友だちが、ひとりまたひとりとでき始めたのだ。自分は、本当は感じのいい男、いや少なくとも、そこそこ好感のもてる奴だったのだ、と知って驚いたものだ。

女の子と友だちになるにも、ダンスに誘ったり、自分にとって不自然なことをしたりしなくてもいいとわかった。女でも男でも人を近づけるには、何より自分らしくいることだ、と気づいたのだ。一輪の花のような人間になる、と言ってもいいだろう。花はそこにあるだけで、ミツバチを惹《ひ》きつける。

今では、僕の人生における営みに、人が興味をもってくれるのがわかる。だから、いかに人に好かれるか、ということよりも、いかになすべきことをうまくやっていくか、ということに焦点を絞っている。今でも、ダンスの申し込み方はわからないが、自動車の修理や音響システムのデザインにかけては十分な心得がある。だから、毎日出かけては、そうしたことや、またそれ以上のことをする。それが僕という人間なのだ。来る者に対して心を開きさえすれば、実際にそうした仕事を成し遂げた僕を人は好きになってくれる、と今は思っている。そんなふうに心を開くことを僕は、受容的状態になると呼んでいる。

今でも、新しい友だちを実際に探し求めにいくことなどあまりできないが、人からのアプローチに対して自分を受容的状態にすることで、新たな友情を数多く結んでいる。僕のような人間にとっては、うまい戦略のようだ。このように成功したものの、いまだに生来の不安感を忘れることはない。それは、面と向かって笑われたり、悪口を言われたりすることだが、その危険は、自分が選ぶ側ではなく選ばれる側になることで減る。僕が人の興味を引くことをするから人は僕に近づくわけで、その逆はない。先ほどのような不安感をもつのは、たいてい相手方だ。

なんとすばらしいことだ！

こんなことを言う人もいる、「選ばれよう、っていう君の考え方はおかしい。僕なら、自分から求める人に出会おうとする」。それは、ある人たちにとっては真実だが、僕にとっては真実ではない。僕には面白いことができる。きちんとした振る舞いをし、見た目も清潔で人前に出られる。そして、これが最も大事なのだが、自分を受容的状態にしていられる。これらの要素をすべてそろえておけば、人は僕に近づきたくなる。けれども、そのうちのどの要素をもってしても、見知らぬ人に自分から近づいて友だちになろうとする能力は得られない。何かそれなりの状況でもない限り、僕にはどうしても無理なことだ。

そういうわけで、僕の友人の輪というのは、まず僕に興味を示した人たちという範囲に限られる。僕は選ばれる者であって、選ぶ者ではない。限定的な響きがあるが、そうとは言えない。交友を続けるには、互いに相手を選んでいなければならない。どうしても、どちらかが先にそれを始めることになる。僕があなたを選ぶか、あなたが僕を選ぶか。どちらが最初にアプローチしようと関係ない。世の中には無数の人がいるのだから、きちんと自分自身を示せば、多くの人が僕とつながろうとしてくれるだろう。

あなたにもできる。毎日シャワーを浴びて、清潔な服を身につけ、髪をとかし、礼儀に気をつけよう。人の話をよく聴き、自分の話は控えめに。そんなことは全部、時間の無駄と思えるかもしれないが、僕が保証する。それだけの価値のある結果が出るはずだ。

さあ、友情を結び始めよう。

第四部　研ぎ澄まされた感覚——人間以外のものの世界を感じる

他者の感情を読み取ることにかけて、ありふれ型が強力な本能をもっているのは間違いない。だが、アスペルガー者はときに身の回りの世界の、人間以外の要素について独特の読み取り能力をもっていることがある。

僕は、ありふれ型が手に入れることのないような特別な才能を、常に手にしてきた。直観的に、音楽や機械を構成するすべての要素を見たり感じたりできるのだ。自然界と深くつながり、その移ろいに気づくこともできる。風の変化も動物たちの動きもすべて、僕に何かを語りかけてくる。時々、この〝研ぎ澄まされた感覚〟が害をなすこともある。たとえば、一日じゅう、肌をこする服の縫い目が気になったり、わずかな雑音のことで頭がいっぱいになったり、という具合だ。

この章では、救いにもなれば妨げにもなる、僕の独特の心の目に光を当てる。僕の話を、あなた自身や周囲の人たちの生活に起きていることと結びつけてもらえれば、ありがたい。

下着に噛みつかれる

今、あなたは下着のラベルが肌に当たるのが気になるだろうか？　僕は気になる。シャツとパンツの内側の縫い目も感じる。今まさにこの瞬間、ワイシャツの襟吊《つ》りが首をこすろうとしている。幸運にも、たいていはこれらの感覚を無視できるよう、自分を訓練してきた。でなければ、今頃、気が変になっているだろう。

まともなデザイナーなら、サンドペーパー並みの機能をもつものを下着につけたり、着るたびに人をこすったりひっかいたりする縫い目のある服をつくったりはしないだろうから、結論は、僕がある種の感触に異常に敏感ということになる。

残念ながら、自分が人と違うとわかっても、それで気が休まるわけではない。やはり、服の縫い目やラベルからの絶えざる攻撃に耐えねばならないのだ。布そのものが、攻撃をしかけてくることもある。

精神科医らによれば、自閉症スペクトラム上の多くの人たちは、刺激に対して異常に敏感だという。僕のように、接触に過敏な人たちもいる。また、音や光や、においに過敏な人もいる。すべてに過敏という人も、ひと握り存在する。

触覚過敏というのはよい面もあるが、特にそれを気にすると、非常に煩わしくなることもある。この一節を書いている最中に、だんだん服のことが気になってきた。鋭く細かい繊維が背中をちくちく刺している。シャツのラベルは首をひっかいている。気にすれば気にするほど、強く感じる。今すぐ、すべての服を引き裂くしかないか。そうなる前に、何かが気をそらしてくれればいいが。でなければ、このシャツは悲惨な末路をたどるだろう。だが、たぶんそんなことはない。今回もたいていの場合と同じなら、何か気を紛らわせることが起こって、この過敏さは意識の裏に引っ込んでしまうだろう。

子どもの頃は、もっと厄介な状況だった。服の感触が一日じゅう気になってしかたがない、という時期があり、座っている間もそれに気を取られてそわそわしていた。「どうしてそんなにもぞもぞしているの?」。体をくねらせている僕を見て、先生たちはそう注意したものだ。「じっとしていられないの?」。どう答えていいのかさっぱりわからなかったので、いつも「さあ」とか何とか答え、先生たちをものすごく怒らせた。どういうわけか、本当はこれこれのせいで自分は困っているのだ、と言う気がまったくなかった。むずむずすると意識しながら、なぜかどうしてもそう言えなかったようだ。「セーターがちくちくして、気になるんです」と言えばよかったのに。そうすれば、きっと先生はわかってくれたはずだ。たぶん、セーターを脱ぎなさいと言うか、別の方法で何とかしてくれただろう。そう気づいていればよかったのに、当時は気づいていなかった。

「何でまた、そんなことに?」と、人はあきれて言うかもしれない。「人知れず服にいらいらさせられて、どうして、何もせずにいたのか?」と。子どもの頃は、なぜ自分が黙って我慢しているのかわからなかった。のちに、ペットのばかなプードルの奴が、その答えを教えてくれた。他の小型犬と同様、そのプードルは単なる首輪ではなく胴輪をしていた。首と胴をそれぞれ入れる輪があり、その二つの輪をつなぐ紐《ひも》がついているものだ。時々、その紐がプードルの体にからまる。それをほどいて脚を自由にしてやろうとすると、プードルは噛みつこうとする。きっと、胴輪が自分の体の一部だと思っているので、こちらがそれを外そうとすると、まるで尻尾を切られるかのように感じて興奮するのだろう。

子どもの頃の僕も同じだった。母にちくちくする毛糸のセーターを着せられたとき、それは体の一部となったので、ちくちくするなら脱げばいい、という考えは浮かばなかったのだろう。だから、セーターに、密かにいらいらさせられる他なかったのだ。

最近では、子ども服のラベルを切り取ったり、縫い目をきれいにしたりする母親たちに出会う。初めてその話を聞いたときは、すばらしいと感じた。とても、いいことだと思った。けれども、もう少し考えていくと、その着想に疑問を感じ始めた。なぜか? それは、いらつく原因を取り除いても、僕たちの過敏性を低減させることにはならないからだ。今、服のラベルに悩まされ、そのいやなものに正面切って対処できないのなら、一〇年後にはどうなっている? 裸で出勤か?

僕は服を直すのではなく、自分を直した。触覚に主導権を握られないよう、自分の思考に集中することを覚えた。

こう言うと、まるである日突然、あのいまいましいラベルのことを無視していこうと決めた、というふうに聞こえるだろう。実際はそうではない。発端は、この件を両親にあっさり片づけられてしまったことにある。ちくちくするんだ、と文句を言うと、父は「気にするな。他のことを考えていろ」と言った。母も続けた、「ジョン・エルダー、ウールはちくちくすることもあるのよ」。両親は、僕の服に対する感覚を絶対に理解しないし、僕の苦痛を和らげる手を考える気になどならないだろう、と確信した。やがて、父の言うとおり、他のことを考えるよう自分を訓練した。さて、どうやったのか？　よく言われるように、すべては気の持ちようで……。

自分の感覚は、頭の中の優先システムのようなものによって配列されているとわかった。目覚めたとき、第一位となるのは視覚で、僅差《きんさ》で聴覚が二位につける。視覚と聴覚は常に、触覚や嗅覚より上位にあるようだ。ものすごくひどい悪臭がしている場合は別だが。死んだリスのにおいは、どんな場合も芝刈り機の騒音を負かすだろう。だが何事もなければ、やがて触覚と嗅覚が追い上げてきて、普通は気にならないあらゆる細かいことに、僕は気づき始める。触覚がトップに躍りでると、時々、あの苛立ちが始まるのだ。

最も強く触覚を意識するのは、夜、暗く静かなところで横になっているときだ。だから、服を着て寝ることができない——縫い目のせいで目が冴《さ》えてしまうのだ。靴下も同じ——日中、靴をはいている間はその存在を感じないが、靴下をはいたまま寝ると、夜更けには足ががんじがらめにされているように感じる。

年齢を重ねるにつれて、より楽に、下着のラベルなどは気にせずにいられるようになった。そうなるように自分の頭を懸命に訓練してきた。だが、ついもとの状態に戻るので、気をつけなければならない。ほんの一瞬で、意識はラベルのちくちくする表面へと向けられ、他にもとがった服の一部がどこかで僕をつつきだす。今まさに、セーターの左袖のざらざらした毛糸がそれをやっている。ひとつ、むずむずするところに気づくと、それがまた別のむずむずを生むようだ。このままいけば、ヌーディスト村に住まわざるを得ないかもしれないが、それはごめんこうむりたい。

脳科学者は、脳の可塑性《かそせい》と呼ばれる性質によってこのようなことが染み着く、と言っている。丘の斜面での冬のそりすべりを思い浮かべていただきたい。何度もそりをすべらせているうちに、決まった何本かの道筋ができてくる。何日か続けていると、雪の中に溝のような太い道が何本かでき、そこだけがそりの通り道になる。丘のてっぺんのどこからすべり始めようと、ふもとにつくまでには必ずその通り道の一本に入っている。だから、結局は常に同じところをすべることになるのだ。

脳もこれと同じだ。煩わしいラベルなどのものに意識を向けたままにしておくと、人はその意識の軌道から出られなくなるので、すぐにそこにはまり込んでしまう。脳はすでに道筋をつくっているので、思考がそこへ向くたびにその道筋はますます広く深くなっていくのだ。その道を通れば通るほど、それを消すのは難しくなる。これは多くのことに当てはまる――服に対する過敏性に限ったことではない。

多くの子ども、いや実はあらゆる年齢層の人たちが、接触に過敏である。自閉症だけの問題ではない。しかし、自閉症スペクトラム上にいる僕たちは脳の配線の具合ゆえに、特にこのように過敏になりやすい。最近の研究によれば、自閉症の人たちは、もともとありふれ型よりも可塑性《かそせい》が高いという。つまり、僕たちの脳は日常の経験に応じて、より簡単に、より大きく変化するのだ。それが人生に有利に働く場合もあるが、触覚過敏については、僕たちのこの脳の性質は実に不利に働きかねない。だからこそ、あの厄介な通り道を幼いうちに踏み消すことが、特に重要なのだ。年齢が上がるほど、消すのがとても難しくなる可能性がある。

この消去作業については、僕は実に幸運だった。わずかにちくちくするものは気にしないよう、自己訓練できた。徐々に、ラベルから気をそらして他のもの——たとえば木々を渡る風の音とかテレビ番組とか——に意識を集中させるよう訓練した。ひとつ役立ったのは、自分の意識を内面に向けることだ。屋外にいる場合はまず、風の音に耳を傾ける。リラックスするよう心掛け、ゆっくりと呼吸する。それから、頭の中のメトロノームを動かし始める。鐘のようなチャイム音をイメージし、一秒に一回鳴らし続ける。まるで本当にすぐ横で鐘が鳴っているかのように、とてもはっきりとイメージできる。その音色に意識を集中していると、ほんの少し、世界は影を潜める。集中すればするほど、ちくちくする服などは僕を煩わせなくなる。しばらく集中したあとは、邪魔者は消え失せるらしく、僕はよりリラックスする。

ラベルに対する感覚過敏をうまく最小限に抑えたので、ざっくりした毛糸のセーターまで着られるようになった。一五歳のときには絶対にできなかったことだ。さて、すべて語り終えたが、もうひとつ、秘訣《ひけつ》を教えよう。僕は下着を裏返しにして着ているので、あのうっとうしい縫い目やラベルは外側に出ている。それから、絶対にデザイナーズブランドの下着は着ない。しゃれたブランドものにはうっとうしいラベルが表にも裏にもついていて、僕には手に負えない。ちくちくする服が気にならなくなったからといって、わざわざそれを探し求める必要はないだろう。

マゾヒストじゃあるまいし。

音楽が見える

初めて音楽が見えたときのことは、今でも覚えている。それは、アマースト中学のカフェテリアで行われたダンスパーティーでのことだ。地元の高校生バンド、アーニー・バック・アンド・マシーンズが、テンプテーションズとレア・アースの両方がレコーディングしたヒット曲〈ゲット・レディ〉を演奏していた。部屋は薄暗く、若者たちと音であふれていた。ステージから寄せるライトの波は、汗や靴下のにおいを洗い流した。色とりどりの光線が、フロアじゅうを駆けめぐる。日中はここで昼食をとっているなんて、考えられなかった。

「本当の愛ってやつを教えてやるよ」。アーニーが歌っていた。「待ってろよ！」

近所に住むデニーは、ダンスパーティーにはぜひ行こう、と言っていた。デニーは僕より数か月年上で、僕よりずっと人気があって世慣れていた。しかも、ブレンダ・キースという、茶色の髪をした高校二年のガールフレンドまでいた。彼の手ほどきを受けて、僕もガールフレンドを獲得できればな、と思った。それにはどんなふうにするのかと、他の者たちをじっくり観察していた。

「俺に惚《ほ》れさせてやる」歌は続く。残念ながら、その分野についてはあまり恵まれていない。デニーが手順を説明してくれたが、どうにも実行に移せなかった。「ただ女の子のところに行って、ダンスを申し込むだけさ。すると、女の子は、いいわよ、と言ってダンスフロアに出てくる。あとは話をして、親しくなればいい」。確かに他の男たちがそのとおりにするのを見たが、いったいどうしたら自分にそんなことができるのか、想像もつかなかった。

部屋のあちこちに散らばっている女の子たちを見た。男と一緒の娘《こ》たちもいる——すでにべたべたする相手がいるのだから、彼女らは除外だ。さすがの僕も、男と一緒にいる女の子にダンスを申し込んではいけないのはわかっていた。決闘を申し込むようなものだ。じゃあ、男と一緒じゃない女の子は？　かなりの数の女の子たちが、かたまっておしゃべりしたり笑ったりしていた。彼女らも除外だ。もし近づいて、見た目で気に入られなかったら、女子の集団は僕をさんざんこき下ろすだろう。彼女らが笑っているところを見るのはかまわないが、自分が笑い者にはなりたくない。だから、離れていた。残るは、ひとりきりで立っている女の子たちだ。彼女らにも近づかなかった。一日じゅう、何と声をかけようか考え続けていたのに、何にも思いつかなかったからだ。

最後に控えているのは、ダンスの問題だった。観察して、どう踊るのか頭で理解することはできたが、実際に踊るとなると……絶対無理だ。ダンスフロアの連中をじっくりと見たが、あんなふうに動き回れるわけがない。

そういうことだ。僕とおしゃべりしたり、一緒にダンスをしたりする女の子なんていない。おしゃべりもダンスも、自分には到底できそうもない。悩みがふっきれたので、ステージの裏に引っ込んだ。

そこなら、安全に隠れたまま、あたりを眺めることができる。

　そのとき、音楽を見た。それは、アンプの裏側にあった。ミュージシャンそれぞれのアンプがあり、僕の特等席からはキャビネットの裏が見えた。現在のアンプはトランジスタ式だが、それには見るべきところはない。当時、アンプには真空管が使われていて、その真空管は音楽に合わせて、ぼんやり輝いたり、光のパターンをつくったりしていた。それはまるで、ダンスホールという世界の内側を暴く、秘密の王国への窓のようだった。僕は身を乗りだし、穴のあくほどそれを見つめた。

　女の子は恐ろしい。電子工学の世界は安全で予測がつくし、ゆるぎない。アンプは決して僕のことを笑わない。その前年のクリスマスに両親がコンピュータ・キットをプレゼントしてくれて以来、僕は電子工学に興味をそそられて、いや、とりつかれていた。何時間も費やして、自分のコンピュータを研究し、その秘密を解明した。コンピュータのことがわかるとすぐに、新たに得たその知識をすべて、もうひとつの大好きなもの――音楽――に注いだ。ダンスパーティーがあったときにはすでに、電子工学知識の追求のために家じゅうのラジオやテレビを犠牲にしていた。まさに、新たな学びを始めようとしていたところだった。

　それぞれのアンプには、大小の真空管が混在している。小さなものは重要だが、重労働をしているのは大きいものだと知っていた。プリアンプからの弱い信号を受け取り、それを、スピーカーキャビネットを震わせ部屋じゅうを満たすほどの力強い音にするのだ。そのとき、真空管にはほのかな青い光が点滅し、その形や明るさは音楽に合わせて変化する。生まれて初めてそれを目にし、僕はうっとりした。大きな黒いスピーカーキャビネットの上に載っているベースアンプ——フェンダー・ベースマン——のすぐ後ろに、顔を近づけた。その距離で聞こえるのは、ベースのズンズンいう音だけだった。じっと見ていると、下のスピーカーからの音にぴったり合わせて、真空管の青い光が踊っていた。同時に、ベースの音が大きくなるたびに顔に熱の波を感じた。音はスピーカーからあふれ、熱は真空管から放射されていた。まったく感覚的な体験だった。

ずっと見ていると、光のパターンはさらにその姿をよく見せてくれた。和音にはある形があったし、それぞれの音にはまた別の形があった。音楽のエネルギーが通り抜けるたびに真空管の中で踊る光を見ながら、魔法のようだと思った。アンプの中で光として現れたものは、ケーブルの中では見えなくなる。その電気エネルギーをスピーカーは音に変えており、そのことに僕は驚嘆した。

夜が更けてゆくにつれて、ますますバンドはボリュームを上げて演奏した。たまに、ボリュームが上がりすぎて、アンプがオーバーロードした。そうなったときは、スピーカーからの音のゆがみを聞き取れたし、青い光の中に輝く筋が見えた。その変化を見るのは、心惹《ひ》かれることだった。ゆがみのない音は、きれいなパターンとして現れた。激しいゆがみは、ことのほか鮮明な筋をつくった。僕はもう、ダンスとか女の子とか他の連中のことなんか、すべて忘れていた。

ボリュームが上がると、他にも起こることがあった。真空管内部を取り巻く黒っぽい金属が、暗赤色に輝き始めるのだ。中心には真空管を働かせるためのヒーターがあるので、そこが赤いのはあたりまえだが、それ以外の部分は通常黒い。外側が赤くなるなら、それが意味することはただひとつ。その金属部分がスピーカーへ電気信号を伝える際に赤熱するのを、僕はまさに見ていた。この真空管がエレキベースからの小さな信号を部屋いっぱいの大音響へと変えているのかと思うと、ぞくぞくした。溶けてしまわないだろうか？　僕は熱を感じた。熱い電気のにおいも感じられた。

僕の世界は、その真空管の中の小さな空間へと凝縮された。その夜はずっと、帰る時間になるまでそれらを見つめていた。女の子については何も得られなかったけれど、電子工学については天啓を得たのだった。

次の日、バスに乗り合わせた生徒のひとりに、真空管の中に音楽を見たという経験を話した。彼は、こいつは頭がおかしいいんじゃないか、という顔をしてこう言った、「昨日の晩は、あとちょっとでシェリル・リードと三塁まで行くところだったんだ。あんなに大勢の女の子がいたのに、アンプの裏を眺めてたって？いったい、どうしたっていうんだよ？」。僕と彼とは物理的には同じ場所にいたかもしれないが、考えていた内容にはものすごい隔たりがあった。どうしてそんなことになるのか？　僕もはじめは女の子との出会いを求めていたが、結局は真空管を観察していた。真空管が僕の孤独を紛らせたのか、僕があまりに変人だから、実際すべてを忘れてしまったのか？　まったくわからない。

〝三塁〟が何を意味するのかも――セックスに関することだとは推測できたが――はっきりとはわからなかった。恋愛が野球のようなものなら、残念ながら、僕は一塁にさえ到達していない。ともかく、女の子とうまくいかないことに注目したくなかった。音楽は純粋で安全だったし、論理的で数学的な土台をもつゆえの無限の可能性を含んでいた。つまり、僕にも理解できるということだ。女の子はそうはいかない。

その後バスに乗っている間、僕は彼に背を向け、黙って音や光のパターンのことに思いを巡らせた。

それから数週間で、『ブリタニカ大百科事典』や『Radio Amateur's Handbook（アマチュア無線ハンドブック）』や『RCA Receiving Tube Manual（RCA受信管マニュアル）』などで、真空管について手当たり次第に調べた。何があの青い光をつくるのか、なぜあの夜の終わり頃、真空管は赤熱したのかを知りたかった。アノード、カソード、ヒーター、プレート電流について学んだ。グリッドに入力された小さな信号がプレートで大きな信号となる。これが、アンプの秘密だった。魔法でも何でもない――工学技術だったのだ。はじめは専門用語の意味はよくわからなかったが、理解できるまで読み続けた。僕は自分の道を進み始めた。

電子工学のすばらしいところは、そこにあった。書物を読み、読んだ内容を実践し、さらに能力を上げる。一月には解けなかった謎が、三月にはまるで子どもの遊びのように簡単なことになった。集中して勉強すると、どんな技術的な問題も解明することができた。少なくとも、そう感じられた。人間の問題となると……話は別だったが。女の子については、何度話題に上っても僕にはまったく理解できなかった。

ガールフレンドが欲しかったのは間違いないが、僕は得た知識を携え、成功を見いだせるところへと向かった。孤独だったかもしれないが、まもなく電子工学は、僕に大人としての初めての本物の成功を与えることになる。ややこしくて恐ろしい女の子の世界に接するのは、お預けだ。そうこうするうちに、僕は音楽と音響と工学技術の世界に夢中になり、そこにどっぷりつかっていた。

感覚のオーバーロードに対処する

僕は過剰な感覚の世界で育ってきた。音はすべて火災報知器のようだった。服のラベルにはひっかかれた。明るい光には驚かされ、目が眩《くら》んだ。最悪なのは、誰も僕の言うことを信じてくれないらしい、ということだった。〝やかましいって？　何が？〟

厄介なことのひとつは、自分が望む程度の音や光を自分で出す分には何の問題もない、ということだった。自分で制御している限り、自分が出す音や光にはまったく悩まされなかった。半径一〇〇メートル以内にいる人たち全員に絞め殺されてもおかしくないくらいの大声を、一日じゅう、張り上げていたとしても大丈夫だったろう。けれども、その半分のボリュームの音を誰かにたてられたり、光をぱっと当てられたりすれば、僕は大騒ぎした。この矛盾のせいで、僕は単なるわがままな悪ガキと思われた。「人にはさんざん文句を言っておきながら、自分が言われると我慢できないんだ」というのが、父の言いようだった。わかってくれさえすれば、それでよかったのに。

幼い頃は、自分が人より過敏であると知るすべなどなかった。自分にとっては苦痛の種でしかないものが他の人にはまったく気づかれずにすんでいる、と聞いたら驚いたことだろう。だが、そのとおりだったのだ。大人たちは僕が何に悩まされているのか気づかず、この子は頭がおかしいのかもしれない、というような目でよく僕を見た。僕が、いらいらしたり妙な行動をとったりしていたからだ。「あの子はとても繊細なんですよ」と、母は僕を擁護した。「もっと鍛えないとな」父は無情にもそう答えた。そう、お気づきだろうか？　それこそが、僕がやったことだった。成長して、ダンスクラブに音響システムやフラッシュライトを設置し、地球上で最もやかましい、いくつかのバンドのロック演奏につき合ったのだ。感覚過敏だったのが、どうしてそこまで許容できるようになったのか？

青年期に幸運にも特別興味を引かれるものに出会い、自分の独特な感受性を有意義に利用して、障害から抜けだす道を開いた。すべての知力が、ギターアンプやゲトラグ（ドイツの自動車用変速機メーカー）の変速機の働きを理解することに向けられると、あのうっとうしい想念やむずむずする服のラベルが割り込む隙はなくなった。アスペルガー者特有の集中力と機械や電子工学への適性がなければ、子どもの頃苦しめられた、あの気を散らされるあらゆる感覚に囚《とら》われ続けていただろう。結局はどういうことになっていたか、わかったものではない。

どうやって感覚のオーバーロードをなんとか制御できたのか、ずっと、はっきりとは説明できなかった。のちに、その秘訣《ひけつ》と成功を関連づけられるようになるまでは。

思いだすのは、アイアン・バタフライが再結成したすぐあとのコンサートで、音響スタッフとして仕事をしたときのことだ。当時、一八歳だった。アリーナではなく、大きなナイトクラブで演奏していた。クラブは超満員で、天井は低く、たばこの煙が充満していた。プロジェクターは、ステージ奥の壁にサイケデリックな画像を映しだし、スピーカーはやかましくがなり立てていた。誰の五感も参らせるような場所だった。

一九七〇年代のコンサートを振り返るとき特に思いだすのは、お決まりの情景だ。ベースギターの低く響くメロディー、アンプのVUメーター（訳注：音や信号の大きさを示す電圧計）の踊るような動き、熱い真空管のにおい。ステージ裏でライトが照らされるのを待っていると、立ち込める煙を切り裂くようにスポットライトの輪郭が浮かび上がったのが、忘れられない。ライトはミュージシャンたちの顔を照らし、僕のいる場所からは、まるで頭が燃え上がったかのように彼らの髪が輝きだすのが見えた。

あの音とショーに悩まされたという記憶がない。自閉症のことや、僕のような大勢の人たちが音に関して大きな問題を抱えていることを知ったとき、不思議に思い始めた。**あれをどう、やり過ごしていたのか？**

答えは思いがけなく昨年に出た。アメリカン・フットボールのスター選手ダグ・フルーティーによる、自閉症の基金集めのイベントがあったときだ。

毎年冬に、ダグは自分が設立した基金の財源調達のためにボウリング大会を企画する。そのフルーティー・ボウル（そう呼ばれている）はいつも、料理あり音楽ありで、興味深い人たちも集まるという、楽しいものだ。

その年のボウリング大会は、ジリアンズ・ボストンというところで行われた。ジリアンズはもともとニューイングランドの工場施設だったが、今ではラッキー・ストライク・レーンズという高級ボウリング場に生まれ変わっている。ダグのイベントには大勢が詰めかけていたので、ジリアンズの下の階にまで人があふれていた。けれども、一番活気があるのは最上階のラッキー・ストライクで、僕もそこにいた。

レーンのまわりにベルベットの帯が張られ、ＶＩＰエリアのようになっているところがある。そこは、ダグの基金を支援するようになったスポンサーやスポーツ選手たちですぐにいっぱいになるのだ。夜が更けていくと、肩と肩とが触れ合うほど混んでいないのは、そのＶＩＰエリアだけになる。チケットが完売したロックコンサートの舞台裏と同じだ。ありがたいことに、基金のスタッフが通してくれたので、僕も比較的静かで落ち着いたそのエリアに逃れることができた。

最初は、何がなんだかわからず、とても居心地が悪かった。どこを見ても、皆、押し合いへし合いしながら大声で話している。場内に静かな場所などない。きらびやかな社交界の名士や立派な体格のスポーツ選手や、スナップ写真を撮っているプロアマそれぞれのカメラマンらで、どこもかしこもいっぱいだった。感覚は、完全にオーバーロード状態だ。こんな騒々しいところでは、自閉症でなくてもおかしくなりそうだった。

それでも、人はものを食べずにはいられない。部屋のはるか向こう側の、大勢の人たちの先に見える料理を求めて、僕は人ごみの中を歩いていくことにした。体を横にひねり、肩を突きだして、人ごみの中に入っていった。目的地に近づくにつれて、料理のいいにおいが漂ってきたのが幸いした。そうでなければ、人の群れに押されて出口へ向かってしまうところだった。なんとか踏ん張って、ようやく料理を載せたテーブルにたどり着いた（ダグはボストンの外食産業界からとても大事にされている人物に違いない。振る舞われた各種さまざまな料理は実にすばらしいものだったからだ）。

数分後、カニの揚げ団子、チョコレートでくるんだイチゴ、貝柱料理、ピザ、小さなケーキ類で栄養強化をはかると、二人の屈強な警備員に通してもらって、また、あのベルベットの帯の向こうのVIPエリアに戻った。

どうやら多くの有名スポーツ選手が参加しているらしいので、彼らを見つけられるかどうかやってみようと思った。なかには、ニューイングランド・ペイトリオッツやボストン・レッドソックスやボストン・セルティックスの選手が混じっていたが、僕にはどの人も一般人に見えた。VIPエリアの中に、プロ選手はひとりも見つけられなかった。

無駄骨を折ったあと、比較的静かなVIPエリアから外に目を向けた。女性が何人いるか数えて、群衆の中の男女比を確かめることにした。結果は、一〇人の男性に対して女性は一六人――今夜は男性に分があるようだ。念のために別の三〇人の集団も確かめてみると、やはり男女比は同じだった。

そのとき、ボウリング大会に参加してくださいって言われていますよ、と誰かが教えてくれた。しばらく目の前のゲームに意識を向けると、僕の腕はまんざらでもないとわかり、実際二、三回ストライクを出した。

スポーツ選手を探し、女性を数え、ボウリングを終えると、もうすることがなくなったので、また何か食べにいこうと思った。ベルベットの帯に囲まれた安全地帯を離れるとすぐに、あの不安感が戻ってきた。それを感じて、こっそり外に出て家に帰ろうかと思い始めたが、そのときダグが僕を見て言った、「もう少ししたら、うちのバンドの演奏が始まりますよ」。

僕は、不安でそわそわしながら、何か気を紛らせるものはないかとあたりをうろついた。幸い、そのタイミングでバンド演奏が始まった。すぐにステージの裏に行き、耳を傾けた。音づくりの仕事をしていた頃のように、ひとつずつの楽器の音に意識を集中させる。しばらくすると、あの不安感が消えていることに気づいた。最高の音楽のおかげで、意識をぴたりと向けられるものができたのだ。その集中力のおかげで、執拗《しつよう》な想念や不安感がなくなった。

そのときだ、ぱっと目の前が開けたのは。なぜコンサートで感覚のオーバーロードが起きないのかという疑問の答えが、意外にもダグのイベント会場でわかったのだ。

ダグのバンドが演奏しているとき、僕は、かつてと同じように楽器それぞれの音に集中していた。楽器ひとつだけの音を追うのはかなりの集中力を要するが、僕にはそれができる。

ひとつの楽器の音からまた別の楽器の音へと思いのままに意識を切り替えることができるのは、並外れた能力だと人は言うが、その人たちは、僕の自制心を奪う、混雑したやかましい場所でまったく平気でいられるようなのだ。だから、互いに引き換えとしてもっている特徴があるのだろう。たぶん、僕がもっているものもまた、アスペルガー症候群ならではのスキルで、優秀な音楽プロデューサーやオーケストラの指揮者にも備わっているものだ。そして、彼らの多くもまた、アスペルガー者なのだ。

他の自閉症の人たちは違うかもしれないが、僕にとっては、人ごみや騒音や閃光《せんこう》への対処法は何かに集中することにあるらしい。ある目標に意識がぴたりと向けられていれば、あらゆる邪魔者は消えてしまうようだ。目標を失うと、入ってくる感覚情報は僕を打ち負かす。その目標は写真を撮りたい相手であろうと、音を聞かせてほしいミュージシャンであろうとかまわない。何かに集中していれば、何ものにも煩わされることはない。若い頃、無意識のうちにこのスキルを身につけていたが、ここにきてそれに気づいた。より順調にものごとを進めるために、僕は日常の環境をいくらか調節することができるのだ。

仕事以外では絶対にコンサートに行かないのには、理由がある。聴衆の中にいれば圧迫感を覚え、何もすることがなく、まさにフルーティーのボウリング大会でなりかけたように、おかしくなるからだ。今でも、その状態は楽しめない。同じ理由で、混んだバーでひとりきりでいることもできない。意識を向ける相手や読む本があれば、まわりの大騒ぎも気にせずいられる。だが、そういうものがなくなると、きっかり二分以内に外に出て、立ち去る。今では先が読めるので、例のような事態を避けるためにものごとを処理することができるし、なぜ、しかじかのことをしないのかと不思議に思われても、ちゃんと答えられる。

どうやら僕の〝集中戦略〟は、あらゆる感覚のオーバーロードに適用できるようだ。触覚過敏を克服するために集中力を用いたことは、前に述べた。このように、集中力は、感触や騒音や、おそらく他の多くの問題について僕の助けになっている。アスペルガー者にはまったく珍しいことではないが、僕には標準以上の集中力があるからかもしれない。僕にとっては、感覚のオーバーロードを制御する秘訣《ひけつ》だ。ずっと昔、まだ自閉症や潜在的な問題について何も知らなかった頃に、この能力を身につけていたとは面白いものだ。

森の中を歩く

昔から、森の中にいるのが好きだ。楽しみのひとつは、ここマサチューセッツ州西部の森の小道を、バックパックを背負って一〇キロ前後の道のりを歩いていくことだ。これまでも、アパラチアン・トレイルやヴァーモント州のグリーン・マウンテンの多くの場所を歩いてきたし、今度のシーズンには、さらにたくさん踏破したいと思っている。森の中では、どこにいるときよりも心が安らぐようだ。

森の中を歩くと、穏やかで落ち着いた気持ちになる。鳥やクマの鳴き声や、木々を渡る風の音が聞こえる。リスや蛇たちが、藪《やぶ》の中をさっとすり抜ける。シカがすぐそばをかすめていき、タカは油断しているネズミめがけて急降下する。峡谷を転がり落ちるような谷川の急流に、比するものはない。新鮮な山の空気も、その肌触りもにおいも大好きだ。それに、何よりも体にいい。一〇キログラム以上のバックパックを背負っていれば、なおさら、歩くのはいい運動になる。

自然の世界に静寂を求める人もいるが、僕が歩き回っている森が、一瞬でも完全な静寂に包まれることはめったにない。完全な静寂の瞬間というのは——それが訪れた場合——魔法にかかったような感じがする。だが、森がしばらく静かになると、見えないものの存在を感じる……気をつけろ！　そういうときはたいてい、大型の肉食動物がゆっくりと音もなく、そのあたりにやってきているということなのだ。こっそりと、腹をすかして。いつでも襲撃できる態勢で。人間は常に食物連鎖の頂点にいるわけではないことを、思い出すべきときだ。特に、遠く人里離れたところまで来ている場合は。

だが、僕の自然散策は、そんな人里離れたところから始まったわけではない。まず歩き始めたのは、あの騒々しいマサチューセッツ大学のキャンパスからわずか数分のところにある、ハドリーの実家の裏のやさしく穏やかな森だった。

ハドリーに引っ越したのは八歳の頃で、当時の僕はすぐに丘へと向かった。どんどん山に挑戦した。ホリヨーク山の高い崖を登ったときの感覚は今も覚えている。我が家に覆いかぶさるようなその崖は、家から四〇〇メートルも離れていないところにあった。ある暗い夜に、その山で道に迷ったときの恐怖感は今でも強く鮮明に残っているが、楽しい思い出のほうがよりくっきりと浮かぶ。近所の子どもたちとよく、丘の斜面のもろい岩石の中にある紫水晶を採りにいき、自分たちはとても貴重な宝石の原石を集めているのだ、と想像していた。

人里離れた場所が大好きだと聞いて、変な奴だという目で僕を見る人もいる。弟がそのいい例だ。「あそこには、木に背中をこすりつけている何かがいるぞ、ジョン・エルダー。夜、森を懐中電灯で照らすと、ぴかっと光る目がこっちを見ているんだ。地面から二メートル半のところで!」。言うまでもなく、弟はその正体――低く垂れた枝の上にいるリスの光る目――を知ろうと、思い切って出かけたりはしない。

弟に調子を合わせてその恐怖を膨らませない手はない。「そりゃパイン・デーモンだな」。僕は真面目な顔で言う。「獰猛《どうもう》な奴だ」。それ以上、言葉はいらない。弟は窓を閉め、ドアに錠を下ろし、家に閉じこもる。僕はその家の隣に住んでいるが、ここ半年、弟の姿を見ることさえない。それなのに、リスは齧歯《げっし》類の世界では、勇者として名を馳せぬままである。

弟と僕は、多くの点で正反対だ。弟が危険と思うのは、郊外の芝地の外れに現れる肉食動物だ。僕は、シカゴやヒューストンの路地にはもっと危険なものがいると思う。ある意味、どちらも正しい。むしろそれは、人はどこに安らぎを感じるか、何を恐れるか、という問題なのだ。

僕は、田舎に潜む危険をちゃんと承知しているが、それにこだわったり、そのせいで尻込みしたりすることはない。子どもの頃から、マサチューセッツ州の実家やジョージア州の祖父母の農家のある、森の近くで育った。ティーンエイジャーの頃は、家を出て、しばらく野生児となって野外に住みさえした。だから、田舎に住むことについては経験豊富なのだ。その間ずっと、起こり得る危険は意識していたが、恐ろしいと感じたことはなかった。今まで食べられたことがないのだから、自信があるのは当然だ。

確かに、森には危険があるし、ときには自然は厳しく情け容赦もない。それでも、そこにはすばらしい美も解放感もある。僕にとっては、その喜びは恐怖心をはるかにしのぐ。野外で過ごしたおかげで身の回りの自然環境のありがたみがわかり、今では自然界の気配を読み取ることは、第二の天性となっている。僕は気候の変化や地面の状態や、そばにいる野生動物たちに気づく。特に考えることなく、それらのことをすべて感じ取れるのは、ありふれ型がパーティーでまわりにいる人たちの気持ちを読み取れるのと同じことだ。

コヨーテとボブキャットの鳴き声を聞き分けられるし、嵐の直前に気圧が変わる感じもわかる。他の人間たちによる暗黙のシグナルには気がつかないかもしれないが、ありふれ型の大半が持ち合わせていない鋭さで、僕は自然界のメッセージを読み取ることができるのだ。

自然界のシグナルは感情抜きの論理的なものなので、僕には心地よい。それらは、僕をだまそうとか惑わせようとかしない。動物たちは悪賢いこともするが、その動機はたいていの人間の動機よりもはるかに単純だし、少なくとも僕に対しては、不快でたちの悪いことはめったにしない。なぜ相変わらず、社交上で人が発するシグナルにはほとんど気づかないのに、自然界の気配を読み取ることはうまくできるようになったのか、考え続けてきた。結局、行きつく理由は単純なことだと思う。予測可能で論理的。自然界はそういう要素をすべて持ち合わせているが、人間はそうではない。

だから、どう頑張っても、初対面の人たちと一緒のパーティーでは心からくつろいだことがないのだ。けれども、たとえ天候が変わって急に暗くなったとしても、初めて来た丘を登っているときは完全にくつろいでいる。森の中にいるときにいつも感じるのは、自信と落ち着きだ――いずれも、パーティーでは絶対に感じない。

そういう現実を考えると、僕が往々にして、人間よりも自然を好むのも何の不思議もない。野生の動物は、人間の友だちのように振る舞わないし、こちらに敵意を示さない。家畜もまた、そのような行動はしない。そうした面をもつのは人間だけだ。動物がもたらす危険は、予測可能なものだ。同じことが、自然の他の危険についても言える。氷雪の嵐は人を死に至らしめることもあるが、それを予期して先手を打つことは誰にでもできるし、何より嵐に悪意はない。人間はよくそれを抱くが。

ここ何年かの間に、多くの人とともに野山を歩いた。何人かの人が、僕と一緒だと荒れ野にいても安心すると言った。どうして、そのように言われるのだろうか？　そう尋ねると、皆、こんなことを言う、「ひとりきりでこんなところにいるのは怖い。でも、あなたには心得があるようだ。あれこれよく気がつく」。

長年にわたって、そういう意見を聞き、その意見が改められることもなかった。だが、アスペルガー症候群について知り、他人の感情をあまりよく読み取れない、あの脆弱《ぜいじゃく》なミラーニューロンについても知ると……疑問を感じ始めた。他の人は、僕とはまったく違うことをしているというのか？　僕の脳のある部分は、他のほとんどの人たちの脳ができないような方法で、自然界からの微妙なシグナルを受け取れるのだろうか？　もしそうだとしたら、それは自閉症ならではのことなのか、それとも単に僕に限ったことなのか？　わからない。

テンプル・グランディンが、同じようなことを言っていたかもしれない。世の中の見方に関しては、自閉症の人はありふれ型に比べて動物と共通するところが多いことを、彼女は示唆している。

この章を書き始めた際のもともとの論点は、森の中を歩くことで他人を相手にするストレスから解放される、というものだった。それはそれで間違いないのだが、僕は、自分が逃避している環境よりもずっと現実的な脅威のある場所で、くつろぎを感じるのだ。もし、〝安全な〟リラックス状態を求めるなら、地元のスイミングプールにいるか、安全な自宅でルームランナーの上を歩いているほうがずっといいはずなのに。

他人の発する複雑なシグナルを読み取ろうとすると、常に緊張を強いられる。そういうわけで、大勢の人のなかにいるといつも疲れる。森の中にいれば、そうしたストレスの原因から解放される。けれども、それが、森の中では気分がよくなる理由をすべて説明しているとは思えない。たぶん、複合的な要因があるのだろう。人がいないこと、自然の静穏、自然の美しさ。とにかく野外は僕にとって安心感を覚える場所なので、多くの人たちが孤独や恐怖を感じる場所だとしても自分はくつろぐことができる、ということなのかもしれない。

人は誰でも安心できる場所を必要とする。それが狭い空間だという人もいれば、広々とした野外に癒《い》やしを感じる人もいる。緊張がほぐれてくつろげる場所を見つけたら、その場所を大切にして利用すればいい。僕はストレスを感じるときや、これ以上人間を相手にするのが無理だったり、彼らの行動の理由を理解しようとするのに疲れたりするときは、リラックスするために自然を利用する。あなたにも、そんな場所があることを願う。

レースの日

僕はスリー・カウンティ・フェア（訳注：マサチューセッツ州ノーサンプトンで開かれる農産物品評会）でのレースが大好きだ。三〇年以上もずっと、〝労働者の日〟はフェアに出かけている。最初は両親に連れられて行ったが、成長して車の運転ができるようになると、自分ひとりで行くようになった。行かずにはいられない。乗り物やゲームで遊べるし、食べ物もあり、農産物が出品されている。地元民も都会人もいるし、人々から金をせしめようとしている、抜け目のない見世物の商売人や怪しげな者たちもいる。昔は乗り物やゲームを楽しんだが、もう大人なので本物の娯楽場――レース場――へまっすぐ向かう。

友だちの多くは、僕がフェアやレースを好きなことをからかう。彼らには、そこで僕に見えるものが見えないし、僕と同じような感覚でレースを味わえないからだ。もし、それができれば、彼らも今頃、隣で最初のレースのスタートを心待ちにしているはずだ。

常に早めにつくようにして、直線コースの始まりの柵のすぐ後ろの席を確保する。そこが特等席なのだ。レースの際、勝者は大きな音を轟《とどろ》かせ、土を蹴立てて全速力でこちらに向かって駆け込んでくる。

我先にとコーナーを回ろうとせめぎ合い、柵の横木に勢いよく当たるものや、他の走者ともつれ合ってしまうものもある。ここまで近くで見ていると、獣のパワーがひしひしと感じられる。それが気に入っている。

レース場につくとすぐに、自分が踏みつけられることなく観戦できる、草で覆われたいい感じの場所を探す。直線コースをすべて見渡せるが、コーナーもある程度見えるところがいい。座るのは草の上がいいが、場合によっては固い土の上でもやむを得ない。さらにひとつ、こだわりがある。たばこの吸殻やごみがあったり、腐りかけの食べ物がこぼれていたりするところには座らない。得体の知れない液体がたまっているところにも、近寄らない。

もっと高級な競技場にいるなら、そのような恥ずべきものに遭遇せずにすむが、ここはあたりは土と草だけという田舎だ。大きなフェアの三日目ともなれば、納得のいく座り場所を探すには、いくらかの骨折りと注意が必要になる。

座って落ち着くと、空想の時間だ。フェアの行われる土地の整備に大きなトラクターを使って、あたりのごみを全部埋めることを、時々、想像する。翌春には、ポップコーン畑や綿菓子の茂みや、たまには枝を広げたケーキの木が現れるのだ。

その空想は、レース解説者の声で破られる。解説者は見世物を商売にする人で、とびきり大きくけたたましい声で、それはそれは早口でまくしたてることができる。彼は毎回レースの前にまず群衆を煽《あお》り立ててから、トラック上で繰り広げられる競技を、どんなに目の不自由な人でもわかるほど詳しく説明する。それに、耳の不自由な人でもレース展開がわかるほどのすごい大声なので、耳がいい人はその日の終わりには少し聴力が落ちているくらいだ。

レース解説者には長くつまらない歴史がある。そもそも、それは人間の声をとてつもないレベルにまで増幅する電子工学技術と、大音響を発する拡声器の発明から始まった。一九二〇年代中ごろには、国じゅうのレース場は各々の音響システムと、それに伴う解説者を欲するようになっていた。

初期の最も有名な解説者のひとりが、クレム・マッカーシーだ。デイヴィッド・ハルバースタムの著書『Sports on New York Radio（ニューヨークのスポーツ実況）』によれば、マッカーシーは一九二七年、全国で初のレース実況アナウンサーとして仕事をした。彼はイリノイ州のアーリントンハイツにあるアーリントンパーク競馬場に勤めていた。全国に先駆け、高性能の拡声装置とそれを用いる解説者を取り入れたレース場だ。その設備は非常によく、アーリントンパーク競馬場では今でもレースが開催されている。音響設備は最新のものだが、解説者の仕事は、八〇年前の初期の頃とまったく変わらない。

うまい解説者は、群衆を熱狂的な雰囲気にさせる。そうなると、賭《か》けの窓口には行列ができ、レース場オーナーはにんまりする。稼ぎ時だ。勝ち負けに応じてそれぞれの賭け金に対するわずかな比率の利益があり、何百万ドルもが賭けられれば儲けは相当なものだ。しかし、ノーサンプトンではもう賭け事の窓口はない。そこで、そのあたりにいるレースファンやノミ屋らと賭けをする他はないのだ。これはより直接的な方法で、何よりレース場にその取り分を払わなくてすむ。

ようやく、走者がゲートに並び、レースの準備が整う。解説者の興奮は頂点に達し、賭け金も張られている。すごく騒がしくなり、まわりは完全に人だらけだ。うじゃうじゃいる！　カップルで来ている男は自分をかっこよく見せたくて、レースについての知識を品よく披露し、相手の女を感心させようとしている。その間を、まるで羽の生えたように飛び回っているのは数えきれないほどの子どもたちで、親たちは彼らを捕まえ、制御しようとしている。ずっと後ろのほうにいるのは、厳しい目つきの農家の面々だ。札束を握りしめ、噛みたばこを口いっぱいに詰め込んでいる、本気のギャンブラーたちだ。他の場所だったら、こんな混雑した状況では僕はおかしくなってしまうだろう。だが、アスペルガー者ならではの集中力が助けてくれる。僕はレースにしっかりと集中しているので、他の人を見ることとさえしない。身を乗りだしてスタートの合図を待っているのだ。

「いっせいにスタートしました！」。解説者の大声も、あたりの大騒ぎやスタートの合図でかき消されんばかりだが、彼は再び、群衆の騒音に負けじと声を張り上げる。「さあ！　ピッグ・マジック、リードしている、いや、ちょっと待った！　アーノルド・シュワルツピッガーが追い上げる！　今度はピッグジラーが上がってきた！　おや、コーナーで動きがあったか？　ピッグジラー、猛然と出た！　おっと、ミス・ピギーを踏みつけ、トップに出るか。さあ、本日の高速のベーコンはこれで決まりだ！」

身を低くすると、まず駆けてくる彼らの振動が感じられ、それからコーナーを回ってこちらに向かってくる姿が見える。全速力でまっすぐ突っ走ってくるのが、ばっちり見えるのだ。猛然と前進し、土を巻き上げる彼らに、今にも踏まれそうになる。そして、彼らはコーナーを回り、行ってしまう。地面はその振動で揺れ、あたりにはその熱い息のにおいが漂っている。まさに一瞬で彼らは駆け抜け、そのあとに残るのは、渦巻く風とにおいとちぎれた草の葉と土だけだ。**あの豚たちはまさに飛んでいるな**と僕は心の中で言う。彼らが破壊活動に夢中になって、僕をそこらじゅう、追い回そうとしなかったのはよかった（子どもの頃、ジョージア州の農家の裏でそんな経験をしたことがある。ここでは、僕と彼らを隔てるちゃんとした柵があって幸いだ）。

聞こえてくるのは大声だけだ。解説者はわめき、群衆も負けずにわめく。三メートルほど向こうにいる青いシャツを着た子どもの声が、一番でかい。柵の間からチョコレートバーを持った手を突きだしたときに、ピッグ・マニアに親指を食いちぎられたのだ。あの子は貼り紙を見ていなかったのだろうか。**注意！ 豚は噛みます！** いや、それだけじゃない……豚たちは互いに噛みついているのだ！「おっと、どうした？」解説者が再び声を上げた。「ピッグジラーがピッグ・マジックに噛みついた。ピッグ・マジック、飛びだした！ ピッグ・マジック、リード！ ピッグ・マジック、ハナ差リード。いや、一豚身《いっとんしん》リード、さあ、最後の直線だ。ピッグ・マジック勝利！ 一等は、ピ――――ッグ・マジック！」。〝ピッグ〟の部分は長く、〝マジック〟の部分はむちの音のように歯切れよく聞こえ、それですべて終了した。

耳鳴りはするものの、僕は満面の笑みをたたえていた。大穴を当てて五〇ドル儲けたからだ。再び群衆を見ると、笑顔もあればしかめ面もあって、人目を気にするような風情の男たちの間で、テーブルの上の金の山が押し動かされている。農家の若者らはペッと噛みたばこを吐きだし、小さい子どもたちは、あたりをきょとんと見回しながら、汚いチューインガムの塊をシャツから落とす。大酒飲みの連中は、持ち込んだ茶色の酒瓶からちびちびやり、救護班は、親指を失くしたあのばかな子どもを介抱している。次回は、あの子も注意書きを読むだろう、と僕は心の中で言う。まばらになっていく群衆の中を、子どもたちは駆け回り、草を束で引き抜いてはそれを放り投げている。その子どもたちを母親らは追い回し、次のレースが始まるまで、この場面は続く。

僕は愉快な豚レースが大好きだ。たぶん、泥んこレスリングやスタント・カーレース（訳注：古い車をぶつけ合い最後に残った動ける車を勝ちとするレース）を除けば、カウンティ・フェアでこれにかなうものはない。このような僕の話を読んで、「君は、僕とは別の世界に住んでいるに違いない。物心ついてからずっとそのフェアには行っているが、君が言うようなものは一度も見たことがないぞ」と言う人もいるだろう。

これがあなたに見えなくても、僕のせいではない。そういうものが見えたとはよかったな、と思っていただき、これもまた、僕たちアスペルガー者が世の中をもっぱら独特な目で見るという一例だと考えていただこう。こんな〝おとぎ話〟をして人々の関心を引く、僕のような人間がいなかったら、世の中はどうなる？　もし、あなたにも僕が見たのと同じようなフェアが見えたら、自分も変わり者の仲間になったと自らを祝福してくれたまえ。ほら、豚レース競技場の向こうで、開け放たれた檻があなたを待っている。

第五部　天賦の才を見いだそう

これまでの各章では、僕自身の、ときには奇妙な振る舞いの裏にあるその理由を示すことに力をつくしてきた。それが、あなた自身の、またあなたのまわりにいる人たちの振る舞いについて理解するヒントになればと願っている。

どんな問題でもたいてい、解決方法はひとつだけではない。木を切るのに使うのは、斧《おの》でもチェーンソーでも、ブルドーザーでも重機関銃でもかまわない。選ぶ道は、周囲の状況と自分がどんな人間であるかということに左右される。あなたと他人との違いが大きければ大きいほど、あなたは独特な方法で問題を解決する可能性が高い。その独特な方法は、教師の言うとおりにものごとを行うよう期待される学校では、不利に働くかもしれない。けれども、学校を出れば、あなたの特異性は競争する上で大きな強みとなりうる。

この最終部では、アスペルガー症候群についての知識と自分自身の振る舞いについての見識を用いて、成功という形をつくりだすためにやってきたことを要約してみた。あなたにも同じことができるよう願っている。

微積分を学ぶ

電子工学が生活を占拠するようになったことを示すひとつの印が、僕の部屋の変化だった。くまのプーさんのベッドカバーや色鮮やかなカーテンは取り払われ、代わって試験装置や工具類や真空管が置かれた。子ども部屋は実験室になった。親の影響は、もうどこにも見られない。

祖父母が買ってくれたでかいフェンダー・ショーマンのギターアンプは、部屋の角を陣取った。別の角にはコンポーネントの棚を置いた（特別な棚だ。ジャック先生の木工の授業で、自分でつくった）。その向かい側にある鏡台は、作業台に改造した。〝改造〟というのは大げさかもしれないが。まあ、正確に言えば、鏡台の天板を作業台として使っているうちに、ドリルで穴を開けたり、一部をちょっと切り取ったりしたということだ。ベッドはその隣にあるのだが、汚れた服やシーツや毛布の山の中に埋もれているので見えない。足下のカーペットは、小さなワイヤーの切れ端や、抵抗器やコンデンサのリード線など、とがったものでいっぱいだった。

僕はそれらの中に身をひそめて、オシロスコープの丸型スクリーンを見つめていた。何時間も目と耳を働かせてそこに座り、音楽にひたり、音波の現れ方や電気信号の働きを解明していた。

これらの作業はすべてその前の年に、オシロスコープに出会ったときから始まった。はっきり言って、多くの人たちはオシロスコープが何なのかを知りもしないだろうから、ちょっと説明しよう。オシロスコープとは、電気信号を小さなスクリーン上に線や形として表示する装置だ。だから、僕の大好きな音楽がスクリーン上でパターンとして見える。僕はそのパターンを解き明かし、いろいろな仕組みについてより深い理解を得ることができた。そんな変な電子工学の試験装置ひとつで、人生が変わることがあるなんて信じられないかもしれないが、僕の場合は間違いなくそうだった。

そのくねくねとした線を見た瞬間、僕はそれに惹《ひ》きつけられた。オシロスコープで見ると、それぞれの信号には独自の形があった。定電圧だと平らな線が出る。時間とともに起きる変化はない。ところが、電話回線の信号となると話はまったく違った。それはスクリーン上で、生き生きとダイナミックな動きを見せるのだ。発信音はなめらかな波形を描き、お話し中を示す信号音はさらに複雑な像を描く。とりわけ複雑な信号は、会話時に出る。

オシロスコープは高校の理科室にもあったが、最高のものはAV機器を修理するところや大学の工学部の実験室にあったので、最初は、そうしたところでずっと過ごしていた。のちに自分のオシロスコープを手に入れると、それですべて賄えるようになった。一日八時間でも一〇時間でも、パターンを見ることができたし、実際、ほとんど毎日そうしていた。

スクリーン上の緑色の線は、僕にまったく新しい世界を開いた。音を見るという着想は魔法のように思えたが、僕は自分が何を見ているかを理解した——完全に理にかなったこととして。オシロスコープで音を観察することは、『宇宙家族ロビンソン』やその他のテレビ番組を観るよりずっと楽しかった。見たり聞いたり（見るほうが少し多かったが）しているうちに、僕の目と耳は互いにどちらの働きもできるようになった。その頃には、オシロスコープで見えたパターンからそれがどんな音なのかもわかるし、音を聞けばそれがどんなパターンを描くかもわかるようになっていた。

音楽は、こうしたことすべてに意味を与えるものだった。

僕は、それぞれのパートがはっきりわかるように、オシロスコープを調整することを覚えた。低速で掃引《そういん》すると、音楽のリズムがスクリーンに現れる。大きな音は振幅が大きく、小さな音は振幅の小さい波となる。やや速度を上げて掃引すると、ベースやキックドラムの大きくたっぷりと遅い波が、幅広いうねりとして見える。エネルギーの多くは、これらの低音にある。さらに高速で掃引すると、声が見える。最も高速では、シンバルのとがった速い波が示される。

同じメロディーを奏でていても、それぞれの楽器には別個のパターンがある。僕は実践を積み、オルガンで演奏された部分とギターで演奏されたその同じ部分を見分けることを習得した。だが、そこで終わりにはしなかった。音を聴いて、楽器のひとつひとつには独自の声があるとわかったのだ。「お前、頭がおかしいぞ」と友人らは言ったが、僕の言うことは正しい。ミュージシャンにはそれぞれ自分なりの演奏方法があるが、彼らの楽器にもまた独自性があるのだ。実は、それを識別することを教えてくれたのはミュージシャンたちだった。

「あいつの演奏を聴いてみろ」と彼らは言う。それは、たとえばテン・イヤーズ・アフターのアルヴィン・リーとかB・B・キングのブルースの演奏のように、ミュージシャンやその演奏スタイルについて言っていることも多い。だが、サウンドの話の場合もあり、僕がその違いに気づくことができないと、彼らは噛みつくように言ったものだ。「お前、ちゃんと聴いていないな。あのギターの音を聴けよ。ホロウボディのギブソンのサウンドがわからないか?」。それがちゃんとわかるようになると、年上のミュージシャンらはこう褒めてくれた、「この若造はどこのオタクよりも切れ者だぞ」。そこで、僕は感謝のしるしに耳をぴくぴくさせて見せた。

いくつも実践を積んで、ある曲を聴けば、「この人が弾いているのは、フェンダー・プレシジョンベースだな」とか、「このキーボード奏者が使っているのは、ハモンドとコルグだ」とか言える能力を得た。そういう能力はまれなものだ、とあなたは決めつけるかもしれないが、その前に正しく理解してほしい。フェンダー・プレシジョンベースの音色を単に聞き分ける以上のことができるミュージシャンらがいて、そのことを僕に教えてくれたのも彼らなのだ。彼らは、その独特の音質から、あるプレシジョンだと特定できたし、録音を聴いてプレシジョンの中でも、あるモデルとまた別のモデルとを聞き分けることもできた。「これは昔のプリCBS期のフェンダーだな」という言葉を聞いたこともある。「相変わらず、こいつのサウンドは一番だな」と。ときには、どんな種類の弦が張られているのかを教えてくれることもあり、調べると、いつも言われたとおりなのだった。

それと同じ能力が僕にも潜在的にあったに違いない。音楽に没頭すればするほど、その能力は上がり、すぐに、音楽についての感覚では、どんなプロのミュージシャンにも負けないくらいの自信をもつようになったからだ。誰もができることなのにほとんどの人がそうと気づかないだけなのか、それとも、これは僕のもつ稀有《けう》な才能なのか。

音のそんな細かいところまでわかる秘訣《ひけつ》は何か、とよく尋ねられるが、そんな秘訣があるとは思えない。ただ、かなりの集中力といくらかの熱意と、目と耳を数千時間働かせることが必要で、その結果、こうした能力を得た。僕が音楽についての感覚を養った方法は、石の壁をつくるようなやり方だった……音を、いや石をひとつずつ、粘り強くひたむきに積み上げていくような。僕の集中できる能力が役立ったのは確かだが、この能力の大半は、数えきれない時間と努力から生まれたものだ。実習や訓練として音楽を聴くという考えは奇妙な感じがするが、それこそが僕のしたことだった。そして、さらにある感覚も加えた。視覚だ。

オシロスコープに現れるパターンは、それぞれの楽器を区別する決め手を知るのに役立った。秘密はすべて倍音にあり、音を構成するのはこの倍音だ。オシロスコープでそれらを見ることはできたが、目に見えるパターンが楽器や回路の微妙なデザインにどう関わるのかを解明するには、ずいぶんと時間がかかった。

それぞれの楽器の声がわかるという能力が、さらに僕を音楽の世界の奥深くへと引き込んだ。ある曲を聴いてリッケンバッカーのベースだと認識すれば、その像が頭に浮かんだし、演奏されている他の楽器の像も同じように浮かんだ。まるで、すぐそこにあるかのように。僕の見識が深まるにつれて、音楽は着実に生き生きしたものになった。

最も複雑なパターンは、違う楽器がともに演奏される場合に現れた。最初は、耳で聴き分けるのは難しく、目で区別するのは事実上無理だった。それでも僕は引き下がらなかった。時々、スクリーンがぼおっと光るだけになることもあったが、やがて、音のさまざまな成分を強調するようオシロスコープを調整する方法を独学で身につけた。実践するうちに、音楽の秘密を理解し始めたが、それに伴って現れたのが、波形計算だった。

これを数学だとは捉えていなかった。すべては、頭の中にある大きなパズルだと思っていた。頭の中でさまざまな楽器の音波を足し合わせて、その結果、どう見えるかを考えるのだ。最大の課題は、頭に浮かべたさまざまの波形が実際にどんな音なのかがわかるようになることだった。修練を積むうちに、かなり腕を上げ、想像上の音が現実のそれと一致し始めた。知識が広がるにつれて、より大きな疑問が湧いてきた。電子回路はどうやって音を変えるのか？　エコー音がどんなものかはわかるが、それはどう見えるのだろう？　特殊効果はどのようにつくりだされるのか？

簡単な回路をつくり始め、それがどう波形を変えるのか見た。たとえば、ファズボックス（訳注：音をゆがませたり濁らせたりする装置）がどうやって、あのビートルズの〈レボリューション〉で目立つギターサウンドをつくったかがわかった。オーリアンズの〈ラブ・テイクス・タイム〉のような曲で、フランジングと呼ばれる効果について知った。いったん、それを見て、また聴くと、その働きがわかった。

僕は常に自分にこう尋ねていた、「さあ、次は何だ？」。新しい回路をつくっては、それによる変化がどう見え、どう聞こえるか、予測した。予測どおりだったときは興奮したし、そうでなかったときは悩んだ。

最初は、こうした回路を理解するのは難しかった。初めてオーディオアンプに取り組んだときは、二〇〇時間費やしたのは間違いない。その頃は、いらいらしてもう少しで叫びだしそうだったし、なんとかうまくやろうともがき苦しんでいたので、怒りにかられて拳を振るった跡が壁に残った。それでも、経験を積むにつれて、呑み込みが早くなった。すぐに、僕のデザインは机上のものから現実のものへと動き始めた。

結果として成功した、その秘訣《ひけつ》をお教えできればいいのだが、そんな秘訣はないのだ。僕はただ、次から次へと謎を解いていった。僕を格段に進歩させたものもあれば、以前の〝大成功〟の誤りを教えてくれるような発見もあった。結局、秘訣があるとするならば、それはたぶん、あまりにも意固地で執念深かったのであきらめられなかった、ということだろう。

アイデア不足になったことは一度もなかったし、その数年で、新しいことを思いつき、その着想を実に見事に実現するほどの、堅固な知識を身につけた。

その頃には、他人のつくった回路を解明することを経て、独自の回路をつくりだす段階になっていた。それが、僕を音楽における頂点へと導いた。ロックンロールのミュージシャンらは常にユニークなものを求めていた。音楽関係の会社は毎日のように出現し、楽器の音を変える、小さく特殊なエフェクターを売っていた。フェイザー、ダブラー、ワウペダル、ディストーション、エコー、リバーブレーターなど、まだまだ無数にあった。僕は自分でエフェクターをつくり始めていたが、それをボックスに入れるのではなく、直接楽器の中に入れこんだ。サウンドシステムの柱のひとつとなるエフェクターもつくった。僕にとっては、すばらしい創造的な時代だった。アスペルガー者としての最初の天賦の才を、本当に見いだしたのだ。

楽器から出る音波をイメージして、それを頭の中で回路に入れて結果を見たり聴いたりした。自分の中で聞こえる音が気に入れば、その回路をつくって微調整を加えた。それでうまくいかなかったら、うまくいくような他の回路を考えた。自分の頭だけでは不十分なときは、アクティブ・フィルタ設計とか信号処理工学というようなタイトルの本に頼った。そこで、時々厄介なことに出会った。

それらの本は、僕には理解できない数式で埋めつくされていたのだ。記載されている記号や方程式を見ても、何もわからない。けれども、計画図——回路レイアウト——を見ると、意味がわかってきた。回路に目を据えて、ひとつの波を思い描いた。その波を回路に入れて、結果を想像した。説明を読み、それと頭の中のパターンとを比較した。

今、あの頃を振り返ってみると、何が起ころうとしていたのかわかる。数学記号とは関わっていなかったが、数学に強い人の大半が方程式を解くのと同じ方法で、僕は回路図を独学で〝読もう〟としていたのだ。電子部品が、僕にとっての数学記号だった。微積分学の本に載っている積分記号も式も、さっぱりわからなかった。けれども、抵抗器、コンデンサ、アンプをつないで、ひとつの信号を現実のものとしたとき、何が起こったのか正確にわかった。要するに、積分という概念は意味のない抽象的なものだ。僕にとっての現実とは、単なる波動に倍音を加えることで、それを曲線からのこぎり波へと変える方法だった。そして、その方法により、音がなめらかに豊かに変わることを知った。結局、重要なのはサウンドなのだ。紙の上の方程式は、僕が視覚と想像力を利用してつくりだす音を、無味乾燥に表記したものでしかない。現実にあるのは音だ。これと同じことを、有史以来の他の発明家たちも知っていたのだろう。

その件で、ある日、数学の教師にこう強く言われた、「代数の試験にすら通っていないのに、微積分の概念がわかるなんてよく言えるもんだな」。昔は、こんな言葉に屈していたが、今ならどう答えればいいかわかる。

現在の数学教師らは、微積分学は一七世紀にアイザック・ニュートンが考えだした、と言う。そうした言い方には、それ以前には高等数学は存在しなかったという含みがある。それは真実ではない。数学とは、現実世界でずっと起こってきた複雑な事柄を表す、一連の手段でしかない。たとえば惑星の動きや、メロディーをつくる一音一音の相互作用といった自然界のパターンが見抜けるなら……現在の具象的な数学の土台となったものが見えてくるだろう。それが見えることが、アスペルガー症候群が与えてくれた極めてまれな能力だと、今の僕は認識している。

われわれ人間が、太陽や星の動きを説明するために記述による数学を発展させたのは、わずかここ数百年の間だが、その同じ事柄を、古代のマヤ人やエジプト人は数千年も前から何らかの方法で把握していたのだ。複雑な問題に対して天性の洞察力をもつ発明家や技術者の例は、歴史を通してみられる。おそらく、彼らもまたアスペルガー者だったのだろう。

頭の中で波形をより合わせたり形作ったりする僕の能力は、正確さにおいてはコンピュータを操る数学者のそれに多少劣るかもしれないが、目的からすればそんなことは問題ない。僕の想像するものは現実のものにとても近いので、回路を考え、それを組み立て、少々の実験で微調整することによって、目的を達成できるのだ。世の中には微積分がわかる人はごまんといる。それに比べて、その原理を直観的に把握し、それを用いてものをつくりだす人の数はずっと少ない。当時はそのことがわからなかったが、人が何と言おうと、自分は他の技術者より劣っていると感じる理由はまったくなかったのだ。

頭の中でさまざまな電子部品を配置して、サクソフォーンのソロを、まるで羽が生えて飛んでいくようなサウンドにすることができた。オルガンの低音部に手を加えて、低音がまるで遠くの雷鳴のように聞こえるようにもした。ドラムに独特のキレをもたせると、聴衆もバンドとともに手を打ち鳴らした。それらの音は、まず僕の頭の中で聞こえる。そこで設計をして、実際に聞こえる音にするのだ。もし、数学の専門家に僕がやったことを頼めば、ある波形を別の波形に変える、とてつもなく複雑な微積分の計算について、彼は説明するだろう。数学の専門家にしかわからないような記号や方程式を書くだろう。紙の上のそんなものを見ても、僕にはまったく意味がない。それが書いてある紙と同じく、ただ薄っぺらで生気がないものだ。

僕にとって、音の波形は生き物と同じだった。それらは頭の中の回路部品の中に入っていき、姿を変えて現れる。僕はそれを曲げたり成形したりできるし、どんな角度からでも目に浮かべることができる。抵抗器やコンデンサやその他思い浮かべる部品は、頭の中で数学記号の代わりを務めた。それらが作り上げた形は、頭の中で音になる。だから、僕は伝統的な数学を決して学ばなかった。それを放っておいたのは、数学的な想像力をもっていたからだ。それでうまくいった。

初期の発明家のことを思うとき、その多くが、高等数学に関して同じように直観的な理解をしていたに違いないことがわかる。たとえ紙の上に式を書けなくても頭の中で波形の足し算をすることはできる、と今では僕は知っている。

バンドとともに

たくさんの若者がハリウッドに行くが、スターになれるのはほんのひと握りだ。高校生バンドの中では、いったいどれくらいが世に知られるようになるのだろうか？　そういう率で考えれば、僕のような論理的な男が音楽という仕事を選び、僕のように社交の能力のない人間が成功できたというのは、いったいどういうわけなのか？

はっきり言える答えは、僕は、世の中の誰も見たことがないようなものをつくったということだ。僕のつくった、火や光や動きを伴う特殊効果を出せるギターは、ロックンロールのコンサートでの目玉となり、のちに映画や音楽専用チャンネルや最近のミュージック・ビデオでも使われる、数えきれないほどの特殊効果の活躍の舞台をつくった。ピンク・フロイドと組んでいる音楽会社用につくった音響装置は、北米じゅうのコンサートで無数の人々に強烈な音楽を届けた。またそれによって、現在用いられている、コンサート用の高性能のデジタルサウンドシステムへの道が開けた。

このように言うと、僕の業績はものすごく立派なように聞こえる。実際は、僕のしたことはかなり単純で達成しやすいものだった。自分の能力を説明しろと言われれば、まず、自分は回路設計者であり、特定の問題を解決するための電子回路を考案したと言うだろう。僕の特殊なスキルがはっきり目につくのは、たまたま、世界じゅうの人々が見たり聞いたりできるものをつくったからだ。僕よりも才能がある他の設計者もいただろうが、彼らの仕事の領域は人目につきにくい。たとえば、知り合いのエンジニアは、車のスロットルを調整するすばらしい方法を考案したが、自動車業界以外の人たちで彼の創造的な才能に気づく人は誰もいなかった。彼の考案をもとに何百万という車が走り回っている今でも、それは変わらないのだ。電子回路設計は、言うなれば僕の〝コア・スキル〟であり、そのスキルは間違いなく、アスペルガー者としての脳の特異性に強く後押しされて生まれた。

第二の〝成功のスキル〟は、設計はたったひとりで行ったが、組み立てる段になるとチームプレーヤーになった、ということだ。たとえば、エース・フレーリーによって有名になった光のギターは僕が構想したものだが、僕の能力が及ぶのは、それを考えだして回路を設計する段階までだった。実物の構造を考えて作り上げるのはジム・ボウトンに頼り、実際にすべての電子部品を組み立てるのは、ガールフレンドのコグマに頼んだ。〝光のギター〟の部分ができると、それをロング・アイランドに住む弦楽器製作者のスティーヴ・カーのところへ持ち込み、実際に演奏できる、しかもうまくできるようなギターにするために、フレットや、弦と指板との距離を調節してもらった。彼らがいなかったら、あのギターは絶対にできなかった。このことは、他の創作品についても言える——自分のアイデアを完成品にするために、僕は他の人たちを頼りにしたと。

つまり、僕は機械の歯車のひとつだったのか？　いや、間違いなくそれ以上のものだった。まず、展望を思い描き、続いてその実現に向けて励んだ。多くの人たちは、何か必要なことが満たされていないと「誰かに、これこれを発明してもらわなきゃ……」と言う。僕がその誰かであり、実際に人生で何度もそういうことをやり遂げた。こうした特徴をどう言うのかは知らないが、天才的な資質ではない。たぶん、想像力と決断力と不屈の精神、その他を足したものだろう。いずれにしても、着想を得たときにそれを雑談として葬り去るのではなく次の段階へと進ませれば、今の多くの人はもっと先に行けると僕は思う。

さらに、チームワークがあった。僕たちは複雑な世界に住んでいる。そこでは、どんなに頭の切れる人でも、ひとりで〝何もかもやる〟のはほとんど不可能だ。自分が想像した装置をつくる段になったとき、僕は自分ひとりでは無理だとわかった。そういう能力――何が自分の知らないことで、何が自分に足りないものかを知る力――は、成功に欠かせない。僕は小さなチームをつくり、リーダーのような役割を果たした。

最後に、自信があった。おかしな話だ。たいていの人は自信というと他人との関連を思い浮かべるが、僕は他人と密接に関わる話となるとまるで自信はない。二二歳のときに、誰かにきれいな女の子を指されて、「メリーアンに声をかけろよ。彼女、お前のこと、いいと思ってるぞ」と言われたとしたら、気後れするあまり、身動きひとつできなかっただろう。けれども、「観客の後ろまでレーザー光線を飛ばせるようなギターを考えてくれるかい?」と言われたら、「もちろん、いいとも」と答えただろう。そして、考え始め、そのアイデアについてとうとうと論じ、数分のうちに、レーザー・ギターの光のショーに向けてまっしぐらに進んだだろう。

これは、アスペルガー者ならではのことだと思っている。メリーアンがどう思おうと、社交の能力のなさゆえに僕は彼女からほど遠いところにいた。それでも、人ではなく機械に向き合えば大きな成功を遂げたし、自分でもそれがわかった。だから、その分野については自信をもったのだ。結局は、この集中力とひたむきさが、普通の人ならまったくできないような形で、僕を光のショーに没頭させるのだ。

しかし、いったいなぜ音楽だったのか？　ロケット工学でもなければ、心理学でも化学工学でもなく？　答えは簡単だ。そんなものにはまったく興味がなかったからだ。それに、一六歳で労働生活を始めたときの、現実というものがあった。存在するあらゆる職業の中から音楽を選んだのだろう、と今の僕の生活を見ている人はよく思う。正確には、そうではない。僕は高校を中退することを選んだわけではない。そうなったのは、学校で目の前に出された課題をこなせなかった（あるいは、こなそうとしなかった）からだ。高校を中退したことは、職業の選択肢を次のように狭めた。手仕事をする（配管工か自動車工）か、賃金の低いサービス業に就く（介護施設でおまるを取り換えるか、レストランのウエイターになる）か、犯罪者になる（ものを盗むか、ドラッグの密売をする）か、何か変わったことをする（サーカス団に入るか、ロックンロールを演奏する）か。

どの選択肢もあまりいいとは思えなかった。今、大人の視点から見ると、こんなことを言って悪いと思う。今挙げたどの分野にも、価値があり成功する職業があることを知ったからだ。なにしろ、僕は三〇歳あたりでロビソン・サービスを立ち上げ、自動車工として人生で大きな成功を収めることになったのだから。レストランや介護施設や中古品売り場や電気工事の会社を所有し経営して、成功している人たちを僕は知っている。そのほとんどが僕と同じく、まずその手仕事を覚えるところから身を起こして、事業を経営するに至った人たちだ。僕を含め全員が証明しているのは、伝統ある大学を出てホワイトカラーになるという進路から外れていても成功し、学士号をもつ多くの怠け者よりも、裕福で満ち足りた状態になる可能性があるということだ。

だが、僕がこのようなことを知るのは、学校を離れて自由になったあの頃から見れば、遠い将来のこととなる。あの頃は、成功し幸福になれる確信などまったくもてず、そこに通じる安全な道も見えなかったから、最も簡単そうで最も面白そうなものを選んだのだ……それが音楽だった。

しかしその当時から、電子楽器の修理や、アンプの調整や修理ができる自分の能力に、希少価値があるとは気づいていた。一六歳の頃、地元のミュージシャンの名前だったら一〇〇でも挙げることができたが、僕がやっていることをできる人や、またそれを音楽関係でやっている人の名前は、ひとつも思い浮かばなかった。ニッチ産業を見つけ、そこを開拓したと言えるだろう。

世の中には、多くのミュージシャンがいると知った。そのほとんどは、決して世界の檜舞台《ひのきぶたい》に立つことはないが、あちこち巡り歩いている以上、誰かがアンプを好調に保ち、ギターを鳴らせる状態にしておかねばならない。**それが、僕ではだめだろうか?**と思った。**だめなわけない。**ミュージシャンらは、僕が高校を卒業してなかろうと、まして大学の学位をもってなかろうと、気にしなかった。彼らが気にかけるのは、僕がどんなサウンドを生みだすか、ということだった。単純そのものの、結果主義だ。僕にとっては理想的だった。果てしなく繰り返した電子工学の実験により、結果主義の男になっていたからだ。

同時に、自分と同じようなことができる人が他にもいることを知った。たとえば、アマースト高校の映像・音響学科にいたフレッド・スミード、ジョン・フラー、サム・スキリングだ。皆、アンプ修理の方法を知っていたが、彼らは僕の仕事を気にしただろうか? いや、あんまり。彼らには、アマースト高校の電子システムを好調に保つという、安定した仕事があった。汚らしいミュージシャン連中に用はない。学校から決まった報酬がもらえるのだから。

つまり、僕に用がある人たち（ミュージシャン）は、僕のようなスキルをもつ人を他に知らなかった。僕のようなスキルをもつ人たち（営業活動をしている電子技術者）は、ミュージシャンのことなんてあまり気にかけていなかった。まさに絶好の機会で、僕はそれを思い切り活かした。

結局、そこには僕がいて、僕の特異性があったのだ。音楽の世界では、アスペルガー症候群は障害にならなかった。それどころか、この脳の特異性はまさに成功の鍵だった。「どうして?」とあなたは訊《き》くだろう。それを説明すると……。

ソーシャル・スキルをもち合わせていないために、僕は人々のなかで孤立していた。それで寂しい思いもしたが、同時に他に興味のあるものを見つける時間が得られた。ありふれ型の若者たちがデートだのパーティーだのに行っている間、僕は回路について勉強していた。一八歳になったときには、多くの時間をつぎ込んで、ありふれ型の若者がなかなか追いつけないほどまで音楽と電子工学を学んでいた。

アスペルガー者ならではの興味と集中力が、僕に標的から目を離さないようにさせた。ありふれ型の若者が、あっちやこっちに興味を移している間も、僕は自分の目標をしかと定めていた。一三歳になったときから、僕が追求してきたものはただ二つ。電子音楽とエンジン駆動の乗り物だ。それ以来、ずっとその道を歩いてきた。友だちは多くなかったかもしれないし、確かに独りでいることに傷つきもしたが、本当に自分がなす運命にあったことをなし、癒《い》やしと成功を見いだすことができた。成功した大人となった今、気づけば新しい友人をたくさんつくっている。車に施した手入れに感謝されるからだ。再び、出発点に戻ってきたのだ。今にも人気者になってしまいそうだ。

もしあなたが若者なら、あなたの特定の関心事はからかいの種になるだろう。けれども大人になれば、あなたが大好きなものが何であっても、その特定の関心事があなたを専門家――頼れる奴――にするのだ。

やわらかい頭

僕は、新しい知識を身につけるのが速いとよく言われる。子どもの頃は、船や機械設備の本を読んでいると大人たちに冷やかされたものだが、技術的な詳しいことをよく覚えているものだと、いつも感心された。映像をそのまま記憶する能力はもっていないが、何であれ、読んだものの重要部分はかなりよく覚えていられる。また、見たり扱ったりしたものもよく覚えているので、知らない場所から自宅に戻る道を探すときや、ばらばらにしたものを組み立て直すときはいつも助かる。

「すごい才能よ」と祖母はよく言っていた。「ほんとに賢い坊やだねえ」。アスペルガー症候群については知らなかったにしろ、自分でも、小さい頃からものを覚えるのが速いのはわかっていた。だが、僕の物覚えの速さとクラスメイトらの努力は別物だと知った。この物覚えのおかげで一番になれたと言えればよかったが、そうではない。自分がマイキー・トーマスよりも本を読むのが得意なのはわかっていたが、彼はそれでもこつこつ勉強して、いくつもAを取った。一方、僕はあっちこっちの本に手を出し、Cを取るのがやっとだったのだ。

学校でさっさとものを覚えてしまうことの難点は、単純なものだ。学校で、やりなさい、と言われることの範囲はあまりに狭かった。先生が「今週末は、アメリカの歴史の本の〝ルイジアナ買収〟について六〇ページから七三ページまで読んできなさい」と言ったとする。家に帰ってから、僕は興味を引かれて本一冊をまるまる読んでしまう。その中で、もっと面白そうなことを見つけ、そちらに脱線して本来の宿題はほったらかしになるのだ。月曜には、すべてはすっかり忘れ去られている。さらに悪い場合は、僕は本を手に取り、こいつは書き方が悪いとか、間違っているとか、退屈だとかと決めつけ、あっさり他のことをやり始める。それではよい成績が取れるわけもなく、あまたの知識を得ていても、道はCやDへと続いていた。

以上のことからわかるのは、宿題に集中させてくれる大人がいたら、僕は間違いなく学校ではもっとうまくやれていただろうということだ。「ちょっと待った、ジョン。先に先生が出した宿題をやって、それからカリフォルニアの歴史に移ろう」と、言ってくれる人がいたら。現在、いくつかのアスペルガー者のための学校ではそういうことが行われていて、非常にうまくいっているらしい。

新しいスキルを習得するこの能力は、在学中の僕を伸ばすことはなかったが、中退したあとの僕を救った。

一九歳のとき、学校をやめてからロックバンドとともにやっていた仕事の他にも、決まった仕事が必要だと判断した。自分には何ができるだろうかと考え、自動車の整備工になろうと決めた。それまで、ちゃんとした雇い主のもとで働いたことはなく、自分や友だちのもの以外の車を整備した経験もなかったが、とにかく、やってみることにした。求人広告の、ドン・ローレンツ社、GMC、ビュイック、キャデラック、という文字が僕の目を捉えた。GMCについてはよく知らなかったが、祖父はずっとキャデラックを運転していた。それで、決めたのだ――キャデラックの整備士になろう。『Hot Rod（ホットロッド）』や『Motor Trend（モータートレンド）』などの雑誌を手に入れ、叔父がくれた『Handbook of Automotive Technology（自動車技術ハンドブック）』を読み返した。

数日勉強して、自動車に関する知識を頭に詰め込めるだけ詰め込んで、僕は就職面接に向かった。話を合わせることができた。うまくいったのだ。業務担当者は半時間ほど僕と話してから、こう締めくくった、「で、いつから来てもらえるかな?」。続けて彼が言うには、僕は今まで応募してきた中で最も教養が感じられる人間で、応募書類に読みやすい字で記入してきた少数派に入っていたらしい。小学校での、あの きつねは　すばやく　のろまな　いぬを　とびこえました などの書き取り練習に感謝した。

数か月のうちに、僕は車への愛着と情熱を電子工学に結びつけ、そのディーラー常勤のカーエレクトロニクスの熟練者となった。オルタネーターやスターターを組み立て直したり、誰もわからないような配線の問題を解決したりした。経験ゼロからの出発で、平均以上のキャデラックの整備士、いや少なくとも、キャデラックのエレクトロニクスに対応できる整備士となった。二年間、ローレンツ社で働いたあと、再びフルタイムでの音楽生活に戻る。

僕の成功の鍵のひとつは、他の誰もわからないこと――カーエレクトロニクス――の達人になったことだ。それは、たまたま僕が異彩を放つことのできる、自動車整備の一部分だった。整備の他の分野では、力や、細かい調整能力や、特定の車についての何時間もの実践経験が必要とされる——どれも僕にはないものだ。だが、クーペデビルの助手席のドアを開けるたびにヒューズが飛ぶなら、問題箇所を見抜くためには、力も、長きにわたる実践も、確実で洗練された腕もいらない。必要なのは、無形の推理力だ。自分にはそれが豊富にあることがわかった。

それから数年後、デジタルエンジニアとして職を得る機会に出会ったときも、再び同じ行動をした。残念ながら、唯一のエンジニアリングの経験はアナログ回路についてのものだったし、それも一般的な職場経験ではなかった——設計は終夜営業の食堂で紙に書いて行ったたし、試作モデルは自宅の地下室でつくっていたから。だが幸運にも、僕には他の志望者にはないものがあった——音響システム設計の経験だ。そして、それこそが仕事の内容だった。電子ゲームメーカーのミルトン・ブラドリー社で、しゃべるおもちゃや音響効果の設計を行う仕事なのだ。そこで、デジタルデザインについての本を手に入れ、懸命に勉強し、二週間足らずで、音響の経験をもつデジタルデザイナーとして自分を売り込んだ。はったりで職を得ようとしていたと言われそうだし、実際そうだったかもしれないが、上司はいつも、君は最高のエンジニアのひとりだ、と言ってくれた。きっと彼にしてみれば、僕はいたって覚えが速かったのだ!

再び、僕はわずかな経験と実用的な知識を生来の推理力に結合させ、成功した。論理を用いて、何がどう働くのかを解明し、それを自分の実用的知識の貯蔵庫に加えた。初めての問題を解決するときは、白紙の状態から始め、**これはどう機能するのか?**と問う。見いだした解決法は、頭の中のショートカットの一群に加えた。これらのショートカットはその後、それを使って新たなものをつくったり、同様の問題を攻略したりするときの時間の節約に役立った。こうして僕は迅速に、また効果的に、強力な技術能力を築き上げた。

これらの例はすべて、僕がどのように自閉症の脳の柔軟性を用いて新たなスキルを迅速に獲得し、またそのスキルを用いて成長したか、ということを示している。自閉症は僕に数々の難題を突きつけてきたが、柔軟性はまさに天から与えられたもののひとつなのだ。

細部へのこだわり

僕は常に、細かいところに注意を払ってきた。初めて買った一〇段変速の自転車が、それを示すいい例だ。父に連れられて自転車を買いに行ったとき、すぐにその自転車の向きを変えて歯車をじっと見た。「これは何?」と後輪のその装置を指して、尋ねた。成型されたそれにはSIMPLEXと記されていた。「変速機《ディレイラー》だよ」と店の人は言った。「この装置が動いて、ひとつの歯車からもうひとつの歯車へとチェーンが移動するんだ。見てごらん」。彼はペダルを踏み、レバーを動かした。チェーンが歯車間を移動していくのを目にして、僕は心を奪われた。

ひとつ、問題があった。〝変速機《ディレイラー》〟という言葉に戸惑ったのだ。耳で捉えた、その発音は脱線器《ディレイラー》と同じだった。はて、脱線器が何かは知っているが、それは自転車の後輪についているようなものではない。本当の脱線器というのは線路に固定されている装置で、制御できなくなった列車がもっと重要なものに衝突しないうちに、車両を脱線させるものだ。けれども、それについては気にしないことにした。初対面の人を相手にさらに知識を要求すれば、厄介なことになりそうだとわかるぐらいの年齢になっていたからだ。特に相手が、自転車にインチキなフランス語っぽい言葉を使うような場合は（訳

注：変速機を意味するディレイラーはフランス語)。

同い年の何人かには、ガールフレンドがいた。僕には機械装置があった。いったん、自転車の変速機のことを知ると、それにまつわるすべてを知らずにはおれなくなった。町の自転車屋ペロトンに行き、箱に入った新品の変速機をウインドウ越しに見つめた。さまざまなブランドを比較してみた。カンパニョーロは見るからに最高だ。部品はすべて洗練されたアルミニウム合金で美しくつくられている。それに比べると、僕のサンプレックスの部品はただのプラスチック製で、安物のおもちゃだ。それから、シマノのもあったし、名前は忘れたが、他のブランドのもあった。

全部知っていたし、それらが大好きだった。道に停まっている自転車の横を通り過ぎるときはいつも、立ち止まってその装置を調べずにはおれなかった。ときには、その装置の〝感じ〟を試したくてレバーを動かしさえした。皆、僕の変速機に対するのめり込みようをからかったが、競技用自転車を設計する人たちも、これと同じくらいのめり込んでいることを僕は知っていた。唯一の違いは、彼らは年上で仕事をもっているということだ。僕はただの生徒にすぎなかった。

僕の変速機へののめり込みようを、変だと言う人もいた。彼らは「たいていの子は、自転車に乗ることに興味をもつもんだよ。変速機の働きを知ることじゃなくてね」と言っていた。たぶん、そのとおりなのだろう。だが、自転車に乗る人が一〇〇人いれば、それに対して少なくともひとりの設計者と数人の修理工が必要なはずだ。僕のような子どもがいなければ、いったい誰が将来、そういう人になるというのだ。

からかってくる連中は無視して、自転車がどうして動くのかを独学で知った。それぞれの部分を調節したり、きれいにしたりすることも独習した。ブランドによって違いがあったが、すべて覚えた。作業台の上でペダルを動かしながら、変速機が適切に調整されていればレバーやその装置に手をかけたときにどんな感じがするかを、自分に教え込んだ。僕の触覚はかなり敏感だったので、両手を通して装置のコンディションを感じることができた。修練を積めば積むほど、機械装置への感度は上がっていった。

古い自転車のペダルを回したときに、砂粒が歯車に入っていると、ちょっとしたひっかかりを感じた。油を含ませた布きれでチェーンをきれいにすると、そのひっかかりはなくなった。だが、それだけではなかった——ペダルを動かしていて、チェーンにきちんと油が差されていないところに来ると、少し引っ張られる感じがした。クランクベアリングに緩みがありすぎると、ゆるゆるした感触を覚えるのだった。ちょっと触るだけで、自転車のあらゆる動く部分を感じられるようになった。変速機を調整したときは、トップギアでもボトムギアでもチェーンが完璧に動くことを確認するために、念入りに触ってみた。この能力のおかげで、目をつむっていても、自転車の状態を診断して調整することができるほどだった。

僕にそういうことができると気づいた他の子たちが、自転車の具合をよくしてほしいと頼んでくるようになった。どういうわけか、僕が調整した自転車は見た目は変わりないのに、状態は改善されていて乗り心地もよくなっている。それは、学校で多少は尊敬されるようになるという、小さな勝利だった。気持ちのいいものだったが、努力によって得たのは誇りだけではなかった。昼食代も手に入ったのだ。

数年後、この機械についての才能を自転車ではなくオートバイに活かし、さらにうまくいった。友だちのジュークが、六〇年代のホンダ・ドリームが地下室でほったらかしになっている、と教えてくれたのだ。それを二五ドルで買って、僕をニューイングランドじゅうどこへでも連れて行ってくれる、乗り心地のいいマシンに変えた。そのバイクは、僕をアマースト高校という枠の中から現実の世界へと逃がしてくれた。学校じゅうをバイクで走り回りだすとすぐに、偉い人たちに追いだされた。

実際、これまで二〇年にわたって、車への愛を仕事にしてきた。ランドローバー、メルセデス・ベンツ、ロールス・ロイス、BMW、その他の高級車への難しい対応に特化した会社――JEロビソン・サービス――を設立したのだ。これらのブランドを選んだのは、世界でも最高の技が施され、その価値がわかる人たちに所有されているブランドだからだ。良縁であることは判明している。

お得意さんは自分たちの車に対する僕の愛情を感じ取り、僕の才能を認めている。高校時代の、自転車の素人修理屋の大人版だ。車は自転車よりもっと複雑なものだが、僕の技術は、それに見合うほど伸びていた。うまくいったのだ。相変わらずソーシャル・スキルは乏しいが、それは、ランドローバーを持ち込んでエンジンの不調を直してほしいというお客さんたちが求めているものではない。彼らが求めるのは、僕のような人間が確実に提供できる、職人の技能なのだ。

「どうやっているのか?」という問いかけを聞くと、本当はこう訊《き》かれているんだろうと思う。「どんなことをして、私の車をこんなに見事に直したのか？　君と他の整備士とでは何が違うのか？」

その答えはいくつかある。まずひとつは、この仕事をしているのは車に対して心から親近感を覚えるから、ということだ。

いったんローバーに興味をもったとなると、自ら進んで、それについてすべてを知るようにした。仕組みがわかるまで、分解して、また元通り組み立てた。現在、昼間はランドローバーを相手に仕事をしている。ランドローバーのファン向けの雑誌に、記事も執筆している。レンジローバーに乗り、それを駆って家路につく。週末は、友人のデイヴと共用のランドローバー・ディフェンダーに二人で乗り込み、本気のオフロード・ドライブに出かける。というわけで、僕はローバー一族に夢中なのだ。

僕のような人間と商売を目的とするだけの整備士とでは、著しい違いがある。キャデラックのディーラー整備士が、出勤にはスバルを使っているのだ。彼はキャデラックに〝生きて〟いない。僕のようにその車に熱中していないのだ。僕の仕事は好きなことであり、彼の仕事は生活の糧だ。

成功の第二の要素は、実践だ。「習うより慣れろ」という文句は正しい。僕は、何千台ものランドローバーを見てきた。あらゆるモデルのあらゆる箇所を扱った。車は人と似ている――時とともに、進化し、変化する。毎年、新しいモデルが登場し、少しの改変がある。常に最新情報に精通していられるように、僕は時間を費やす。既存のローバーでさえ、所有者が修理したり、手を加えたりしている。ランドローバーがどう感じ、どう不調になるか、そして、どうすればそれぞれがご機嫌になるのかを、僕は知っている。実践に代わるものなどなく、そこから、車との長きにわたる心やすい親交が生まれるのだ。

僕の成功におけるこの二つの要素は、アスペルガー者だろうとありふれ型だろうと、誰でも手の届く範囲にある。成功の第三の鍵は、アスペルガー者ゆえに僕が際立ち、重要な競争上の強みを得られた点だ。

多くのアスペルガー者と同じく、僕には並外れた集中力がある。ある機械装置を調べて、それを自分にとっての全世界とすることができる。このように一心不乱に集中することが、根本的なところでどうなっているのかを正しく理解する秘訣《ひけつ》なのだ。それは当然の能力だと――誰もができることだと――思っていた。今は、稀有《けう》な才能だとわかっている。子どもの頃は自分の世界に没頭していることを笑われたが、旧式のエンジンを調整する大人となった今は、誰からも笑われない。

この並外れた集中力は知識に支えられたものであり、その知識は心理学者らが言うところの〝特別な興味〟から生まれたものだ。子どもの頃にからかわれたのは、何かに興味を惹《ひ》かれると、電車や昆虫やその他どんなことでも、その話題についてまわりの誰もがうんざりするまで話したからだ。子どもの僕が、ある特定の事柄についての知識を必死に求めているのは、奇妙に見えたのだろう（しかも、まくしたてる声は、まわりの人たちにはうるさかったに違いない）。だが大人になると、知識へのその欲求は、僕を専門家に育て上げるのに役立った。確かにランドローバーについては、相手がうんざりして叫びだしたくなるほど延々としゃべり続けるかもしれないが、もしあなたが自分の古いランドローバーを直して新車以上のものにしたいなら、選ぶのはそんな整備士ではないだろうか？

人の車を調整したり修理したりするときは、すんなりできるか、全然そうではないかのどちらかだ。

すぐに完璧だと思うときもあるし、あっちをいじったり、こっちをいじったりしたあと、一〇回以上、もとに戻して確かめることもある。僕はそういう人間なのだ。アスペルガー症候群について知るまでは、自分はただ、神経質なタイプだと思っていた。今、アスペルガー症候群に対して感謝できると思うのは、可能な限りの知識を得て、できるだけ完璧に仕事をこなしたい、という強い欲求をもてるからだ。ちょうど、昔、遊び場でブロックを積み重ねていたときのように。

◇◇◇◇

悪口を言われていた子どもの頃に自分の将来が見えていたら、どんなによかっただろうと思う。他の子どもたちだけではない——教師までもが僕のこだわりや興味をからかった。だが、皮肉なもので、それでうまくいったのだ。現在ですら、精神分析医は、一〇代の子の特別な興味や度を越した集中は異常だと言う。だが、その子が二五歳になれば、その同じ精神分析医が彼を専門家と呼ぶのだ。それこそが、僕の体験したことだった。

成長に従い、アスペルガー者にとって、いや、あらゆる変わり者やはみだし者にとって、世の中は絶対によくなっていくものだ。

成功の秘訣とは

本書に述べたことを振り返ると、いくつかの鍵となる見識が浮かび上がる。四〇歳になるまで知らなかったとはいえ、アスペルガー者としてもがきながら生きてきたなかで、僕が見いだした最重要点だ。あなたが僕の経験を楽しく読んで、役立つコツやヒントや技を知り、それをあなた自身の人生にも活かすことができればいいのだが。以下に、僕からの提案を挙げよう。

自分の強みと興味を見いだそう

第一の秘訣《ひけつ》は、自分は何が得意で何にこだわりがあるかを知ることだ。在学中は、自分の弱点をつきとめ、それを改善することに大きな重点が置かれる。その弱点があなたの成長を阻んでいるなら、それを改善することは重要だが、それは大きな成功につながるものではない。成功するのは、あなたならではの強みを見いだし、それをさらに積み重ねていくときだ。弱点を集めていては、無能より少しましになれるだけでしかない。強みを積み重ねていけば、世界の頂点に立つこともあるかもしれない。どちらがいい？　独特の能力に気づけば、達成できることに限界はない。

人生の途上や育った環境にいた大人たちのおかげで、僕は自分の好きなことや得意なことを見つけたのだと思う。両親がプレゼントしてくれたコンピュータ・キットは、電子工学への道を開いた。母方の叔父のビルは僕に工具一式を貸し、おもちゃの足こぎ自動車の分解を手助けして、車の世界を教えてくれた。祖父のジャックがフェンダー・ショーマンのアンプとベースギターを買ってくれたおかげで、僕は音楽を始めた。いったん、大人たちにきっかけを与えられるとあとは自力で進んだが、始まりは、すべて大人とともにあった。

行動を開始すると、環境は大きな役割を果たした。僕は大学町に住んでいたので、自由に利用できる資源は本当に豊富にあった。大学には数多くの研究室がそろっていたし、頼りになる教授陣や大学院生がいた。父がそこで哲学を教えていたので、僕にも門戸が開放されていたのだ。現代の子どもたちはどこにいてもインターネットで、ある程度は知識を得ることはできる。だが、間違いなく僕のいた環境は成功のひとつの要因であったたし、現在でも、あなたのいる環境はやはり重要だ。ネット上で何かを読むことと、大学の研究室でそれを実際に扱うのとでは、雲泥の差があるものだ。

どんな子どもにも得意な分野があるのだから、その子が自分ならではの強みを見いだせるよう手助けをし、またそれを伸ばせるよう励ますことは、大人たちの務めだ。僕は自分の興味を見極めると、それについて知りつくすまで数えきれないほどの時間を割いて、勉強し、実践した。一日も休まず、一〇時間以上も電子工学や車のことに没頭していた時期がある。このような濃密な実践に代わるものはない。

生涯続く興味の種を、一四歳のときに見つけだしたのは非常に幸運だった。自分の好きなことを知り、ひたむきな決意をもってその道を進むティーンエイジャーには、紛れもない強みがある。どんな分野であろうと、活躍している人を見れば、彼らが若い頃に一生の仕事を始めたことがわかるだろう。たとえば、友人のロン・フェルドマンは、一九歳でボストン交響楽団の最年少のチェロ奏者になった。ビル・ゲイツは、自分はティーンエイジャーの頃はコンピュータ・プログラミングに夢中で、そのことが数年後のマイクロソフト社の設立へとつながった、と書いている。

誰かが大人になって成功すると、人々はすぐにこう言う、「彼には、僕にはないような能力があるのさ！」。だが、それよりはむしろ、彼はごく若いときに自分の興味のある分野を見いだし、それに精力を注いだ、という可能性のほうが高い。本当に成功をもたらすのは、集中力と努力なのだ。

自分の特殊技能を現実世界に活かそう

僕の能力を買い、それに対して喜んで報酬を払う人たちは最初からいた。その話ばかりしてきたから、僕の特別な興味が何かはもうおわかりだろう。つまり誰が見ても、車や精密な機械装置への僕の愛着はわかるのだ。とにかく熱中していたので、年を経て、人に車の修理を頼まれるようになっても何の不思議もなかった。また、音楽や電子工学への愛着もはっきり人目につくものだったので、地元のバンドのために音響機器の仕事をする成り行きになったのだ。

どちらの場合も、僕の特別な興味は非常に人目につきやすかったので、自分としては割に少ない努力で、チャンスを迎えられた。ひとつ仕事が成功すればまた次の仕事がやってきたので、どんどん複雑な仕事を引き受け、自信と能力を開花させた。いったんこのパターンを認識すると、好きなことをしながら生計を立てる機会を求め続けることができた。ソーシャル・スキルがもっと上等だったら、より迅速にさらなる進歩を遂げていたかもしれないが、それでも自分がもてるだけのものでかなりうまくやれた。

多くの人たちは、これとは反対の視点をもって生きているようだ。彼らは自分の特別な興味や、それを活かす方法を見いださない。高校を卒業する段になって、こう自問するのだ。**自分は何がしたいのだろう？** 答えはない。大学で何かを専攻するか職業に就くかを選ぶ基準となるのは、企業で働く伯父さんや、雑誌の記事や、自社での富と名誉を約束する求人担当者といった、気まぐれな要素なのだ。自分の人生に対する強い視線——目的意識——が欠落している。僕は、そういう問題とは無縁だった。

一途に努力しよう

アスペルガー者特有の集中力のおかげで、僕は他のすべてを排して自分の関心事に打ち込み、成功した。うまくいった点は、目標として生産的なことを選んだことだ。それがアスペルガー者にできれば、可能性は限りない。並外れた集中力は僕をしっかり軌道に乗せ、アスペルガー者特有の脳は、ありふれ型のライバルのほとんどが対抗できないようなペースで、僕に新たな知識を吸収させた。

ティーンエイジャーには有り余るほどの時間がある。一五歳ではそうは思えないかもしれないが、五〇歳の視点で過去を振り返れば、それは明らかだ。若い頃の僕には、無限のエネルギーがあった。何かに集中しだすと夜中の二時までやり続け、明け方六時に起きて、また一からやりなおした。大して無理することなくそんなふうに時間を使って、いくつかの分野で世界に通用する専門家になった。大人になったばかりの僕を一気に大きな成功へ導いたのが、その専門分野だったのだ。

何時間も実践を積むことに代わるものはない。音楽の先生も、チューバやファゴットの練習についてそう言うが、何についてもそうだ。あなたが何に――自動車の整備士に、エンジニアに、はたまた野生動物のハンターに――なりたいにしても、時間をかけないことには専門家になどなれない。集中することについてはアスペルガー症候群が助けとなるが、とにかく時間を費やすしかない。

問題を解決しよう

問題を解決することは、僕の成功のもうひとつの秘訣《ひけつ》だ。これについては華麗に描写したいところだが、おそらく僕の解決策の多くは、単によくある頑固さに、アスペルガー者ならではの鈍感さが結合したものだ。若い頃に何かやりたいことができると、経験豊富な年かさの人たちに笑われ、こう言われたものだ、「そんなことできるわけがない!」と。だが、ありふれ型ならやる気をくじかれそうなそんな懐疑的な態度も、アスペルガー症候群ゆえに僕は気づかなかった。だから、思うままに邁進《まいしん》し、何度も成功したのだ。

他人の懐疑的な態度や冷笑に気づかないというのは、ときに有利となりうる。それをアスペルガー者的な問題解決方法に結合させれば、すばらしい成果へとつながることもあるのだ。たとえ今にも失敗しそうに見えても、集中力は僕を邁進《まいしん》させる。最後まであきらめず、何度も挑戦し、ついには成功することができる——すべては、僕があまりに頑固一徹なので他のことができないからだが。

結局のところ、懸命に努力したのだ。それはあなたにもできる。そうした天性を、力の限り活かしてほしい。

付録——親や先生、およびそれに等しい立場の方々へ

今、あなたはアスペルガー症候群や自閉症の定義を読むことなく、終盤にさしかかっている。その定義についての状況は変わろうとしている。

この章では、アスペルガー症候群を定義し、神経学的な特異性を知る検査を受けることについて、僕の考えを述べる。

それから、自閉症的な行動についての索引と、それが本書のどこで取り上げられているかをまとめた。たとえば、ある子が反復行動による問題を抱えているなら、この索引から、それが取り上げられている本文中の箇所を見つけてもらえばいい。

最後に、役に立つ読み物や情報源のリストもまとめておいた。

アスペルガー症候群——その定義

アスペルガー症候群とは何なのか？　精神科医らが使っている『DSM-Ⅳ　精神疾患の分類と診断の手引』の〝公式の〟定義を織り交ぜて、僕の見識を述べていこう。アスペルガー症候群を理解するための最も重要な点は、それが神経学的な違い——僕たちの脳のつくられ方の違い——であるということだ。アスペルガー症候群は、医師が自閉症スペクトラム障害（ASD）と呼ぶ診断のひとつである。いやむしろ、二〇一三年に出る予定のDSMの次の版では、アスペルガー症候群は独立した診断としては記載されず、自閉症スペクトラム障害のひとつとして分類されるだろう。自閉症のどんな型についても計器で測定する方法は、少なくとも今のところはないので、診断は問診と行動の観察によって行うしかない。そこで、受診者がアスペルガー症候群か自閉症の他の型なのかを判断する際に、医師や精神科の専門医が診る、重要なポイントがある。

第一は、対人的相互作用に障害があることだ。問題が起こり得る四つの場合を以下に挙げた。医師によれば、このうち少なくとも二つが当てはまることが診断基準となるらしい。

A目と目で見つめ合う、顔の表情、体の姿勢、身振りなど、非言語性行動の使用に障害がある。これについては、間違いなく僕には多くの問題があった。大人になってアスペルガー症候群について知るまでは、それほど改善されなかった。だが、知識は力である。今では、これらの行為については非常に大きな進歩を遂げている。

B発達の水準に相応した仲間関係をつくることができない。これは、小学校一年生の頃から記憶に強く残っていることだ――同年齢の子と友だちになることはまったくできなかった。クラスの子どもたちは僕のことを笑い、サル顔とかバカとか言った。いらいらが頂点に達することなくすんだのは、二つのことがあったからだ。ひとつは、何人かの年下の子らが尊敬してくれたこと。何といっても、幼児にとっては六歳の子なら誰でも神様みたいなものだからだ――たとえ僕のように友のない身であっても。もうひとつは、僕が変なことを言ったりしたりしても、何人かの大人が僕との交流を続けてくれたこと。ありがたいことに、僕はその時代を乗り越え、今では同年代のたくさんの友だちに恵まれている。

Cアスペルガー症候群の人はしばしば自分のことに没頭し、他人に興味を示さないように見える。たとえば、あるクラスメイトが「僕のテストを見てよ！　Aプラスを取れたんだ」と言うと、アスペルガー者はこう答えるかもしれない、「だから何?」。誰でも時々は、相手にまったく無関心な反応を示すかもしれないが、常に心ここにあらずというような無関心な態度でいるのは、何か問題がある可能性を示している。他者やその行動との断絶は、アスペルガー症候群の表れだ。

これに対して手を打つのは、自閉症スペクトラム上にいる人にとっては難しい。僕たちは何の邪心もなく自分のことに没頭しているのに、それが、悪意があるように見られてしまうからだ。悪意などない。僕たちは自分の思いにふけっているので、まわりで起きている多くのことに気づかないだけなのだ。

D二人の人間が互いに近づくと、ひとりが笑みを浮かべ、もうひとりも相手の表情を反映《ミラー》して笑みを返すことがある。ひとりが「これ、新しく出たビデオなの。おすすめよ」と言うと、相手はこう答えるかもしれない、「ああ、それ、観たかったんだよ」。心理学者はこうした振る舞いを〝対人的または情緒的相互性〟と呼んでいる。アスペルガー症候群の人は、この例のように振る舞わないことがよくある。誰かが僕に微笑《ほほえ》みかけても、僕はただ、無表情で見つめ返すだけだ。相手が自分のビデオについて話をしたとしても、僕は何も言わないだろう。

自分は、すべての項目に当てはまるとわかる。だが、今では大人なので、まわりにどう順応したらいいかを覚えたし、何を求められているのかもわかった。その結果、子どもの頃は障害となった特異性も、大人になった今では、僕を一風変わった人にしているだけだ。もし、アスペルガー者の人生にいい面があるとすれば、年齢とともによくなっていくとわかっていることだ。

アスペルガー症候群の診断は、以上の項目だけによるものではない。対人スキルの乏しさに加えて、異常なほどの興味や、常同的で反復的な衒奇《げんき》的運動や、物体への熱中があるとされる。診断のマニュアルによれば、以下の四つの項目のうち、少なくともひとつに当てはまることによって明らかになる、とある。

A その強度または対象において異常なほど〝熱中する〟。なんとも言いにくく、理解しづらい文句だ。ポイントは、僕たちの興味の多くがどこに存在し、大人になることによってどこで認識が変わるか、ということだと思う。たとえば、一〇歳で、肉食恐竜の話しかしないというなら異常だ。三五歳の古生物学の教授が同様であるなら、その分野で最も才気ある人、ということになる。一五歳で、女の子のことしか考えられない、というのは普通だ。照明のスイッチのことしか考えられないというなら、アスペルガー者かもしれない。つまり、精神的健康と認識されているものはときに、背景や状況の違いに基づくものでしかない。

B 医師が言うところの〝機能的でない習慣《ルーチン》や儀式〟にかたくなにこだわる。たとえばこんなふうに。学校の玄関を入るとすぐに振り返って、その脇にある、いくつかの鉢植えを点検する。その鉢植えにごみが投げ込まれていないかを確認せずにはいられないのだ。もし、ごみを見つけたら、教室に入るまでにそれを取り除かずにはいられない。トイレに行き、ペーパータオルを取ってくる。じかに触らずに捨てられるように、そのペーパータオルを使ってごみを拾う。教室に行くまでの間に、自分が通り過ぎるすべてのドアを確認する。ドアは閉められているべきなので、そのルールが守られていることを確認しなくてはならないからだ。自分の教室に近いトイレに行くと、中に入って電灯がついていることを確認する。あとで必要になるといけないので、ペーパータオルやトイレットペーパーがちゃんとあることも確認する。教室に入るまでにこれらのことをやらなくてはならないため、いくら頑張っても、常に十分《じっぷん》遅刻してしまうのだ。

これが、医師らの言うところの習慣《ルーチン》なるものだ。生活の妨げや他者との問題の種になるし、突き詰めて考えれば、何の意味もないことだ。僕は自分の些細《ささい》な習慣をよく覚えている。あとで、リサイクル材でつくったごみ箱の話をしよう——覚えていたら。

C 常同的で反復的な、衒奇《げんき》的運動をする。たとえば、僕はずっと体を前後に揺すり続けていた。「体を揺らすな！」と大人たちに大声で言われ、動きを止めるが、すぐにまた、無意識のうちに体を揺すり始める。体を揺することは他人には無害だし、自分にとっては気持ちのいいものだと思っていたが、それは大人たちをひどく怒らせることだった。それだけではない。大人たちは、お前は両手をいつもある格好にねじっているとか、ばたばたと足を踏み鳴らしているとか言って、僕を責めたてた。僕が人を怒らせるためにそういうことをやっている、と決めてかかる人もいたが、本当に無意識にしていることだったのだ。人を煩わすつもりなど、断じてなかった。

子どもの頃はたくさんの奇妙な動きを発現させていたが、そのせいでいじめられるとわかり、人前では自分を抑えることを覚えた。たいていの場合は、それでうまくいった。この癖を何とか制御できるアスペルガー者もいるが、そうできない人もいる。

D 物体の一部に持続的に熱中する。物体によってはその〝一部〟が問題のない場合もあるが、〝異常な〟場合もある、とまたも精神科医らは言う。女の子の脚に熱中するのは結構だ。トイレの水洗レバーについて、アメリカンスタンダード社製とケーラー社製との違いに熱中するのは、変だ。ある男が女性の脚への執着について話せば、まわりの男たちは、わかるわかる、と相槌《あいづち》を打つだろう。もし、その男がふっくらした水洗レバーへの執着について話せば、同じまわりのメンバーは彼を医者のところに連れて行くだろう。こうして、何が変で何が普通かを見分けるのだ。奇妙な熱中癖のせいで、厄介なことに巻き込まれることはよくある。

個々に見れば、以上の行動は害のないものだ。だが、その一連の行動がまとめて現れ、ひっきりなしにそれらをせざるを得なくなれば、結局それは障害となる。すべて、程度と制御の問題なのだ。心理学者は、僕たちが習慣的行動に苦労していることや、習慣的行動の認識が年齢とともにどう変わっていくかついて、多くを述べている。子どもの頃は大人にひどく叱られるが、完全に大人になると、同年代の他人からは、ただこう言われるだけになる、「あの人は自分のやり方にとてもこだわりがあるんだよ！」。その習慣的行動が非常に極端なものの場合は、こう言われるかもしれない、「あいつは気が変だ！」。

誰にでも変わった癖はあるものだが、僕たちアスペルガー症候群の者の場合、その特異性はずっと顕著だ。行動の異常さが、対人関係や、職場やその他の重要なところで著しい害をなして初めて、正式に診断を受けるという流れになる。僕は子どもの頃、アスペルガー者特有の行動ゆえに友だちをつくることができなかったし、学校の中では気後れしていた。だから、八歳の僕を診れば、精神分析医はアスペルガー症候群だと言っただろう。のちに、このアスペルガー者ならではの脳のおかげで、ビジネスやクリエイティブアートの世界で並外れた成功を収めることができた。今でもアスペルガー者であることに変わりはないが、どう考えても障害者ではない。

そこが重要な点だ。アスペルガー症候群は脳の違いなのだ。それは消えてなくなることはない。しかし、年齢を重ね、より多くのスキルを身につけるにしたがって、一方の極端からもう一方の極端へ――障害がある状態から天賦の才に恵まれた状態へ――と進むことができる。一六歳当時の僕にはなかなかわからなかったが、二五歳になったときには、はっきりわかっていた。もし、今あなたが中学生でアスペルガー症候群に苦しんでいるなら、大人になったときのあなたがどこまでの状態になっているかなんて、誰にも言えない。言えるのはただ、僕たちのような人にとって人生は好転していくものだ、ということだけだ。すごくよくなることも多い。これからの数年で、あなたが僕を追い抜かしてもおかしくない！　もしそうなったら、本を書いてくれたまえ。そうすれば、あなたがどんなふうにしたのか僕にもわかるから。

心理学者は、アスペルガー者の言語能力ゆえに、アスペルガー症候群とその他の自閉症の型とを区別している。アスペルガー症候群の子どもは通常の時期、あるいは、それよりも早く言葉を覚える。僕たちのほとんどは二歳までに単語を言えるようになり、三歳までに句や単文を使って話せるようになる。だがそれは、最低でも、という話だ――アスペルガー症候群の子どもは言語能力に並外れて長けていることがよくあり、そのため、アスペルガー症候群を〝小さな教授症候群〟と呼ぶ人もいる。

それとは対照的に、古典的な自閉症とされる人たちには通常、言語における問題がある。幼児期にはあまり話さないことが多く、話したとしてもしばしば著しい発語障害がある。成長とともにそれを克服する人もいるが、一生、その障害をもったままの人もいる。なぜ、自閉症のほとんどの子どもは言葉の問題を抱えているのに、僕たちアスペルガー者はそれとは逆に、際立ってはっきりと正確な発語ができるのかは謎だ。

近い将来、科学の発達によって、自閉症やアスペルガー症候群の人を特定できる臨床検査ができるようになるかもしれない。そうなったらすばらしいだろう。病院で役立っている血液型の検査と同じように、そうした検査は混乱や誤診をなくすだろうから。でもそうなるまでは、問診や観察や、経験による診断に頼らなければならない。

検査を受けよう

ついこの間、ある中年の男性がやってきて、こう言った、「私はアスペルガー症候群かもしれないと思うんです。検査を受けることに意味はあると思いますか、私は年を取りすぎているでしょうか?」。

僕は彼の顔を見ながら、その質問の真意を考えていた。

「確かにあなたはかなり年を取っているようですね」と僕は言った。「でも、それでも検査は必ず受けられますよ。たぶん、あなたでもできるような、簡易版があるでしょうから」。励ますような表情になるよう努力したが、そういうことはあまり得意ではない。

「そういう意味じゃありません」。やや苛立ちを見せて、彼はせっかちに言った。「検査を受けて何かの役に立つことがあるのかどうか、ということなんです!」

意味がはっきりしたところで、僕は彼が今示した疑問について考えた。なぜ人は、アスペルガー症候群や自閉症などの神経学的な違いについての検査を受けるのだろう? 検査はたいてい、さまざまな理由で、子どもに対して行われる。だが、それは結局、あるひとつのことに帰着する。知識は力だということだ。知識とは怖いものでもあるかもしれないが、絶対に力を与えてくれる。知識がなければ、手探り状態での憶測の域を出られない。

僕自身の人生が、それをはっきりと物語っている。生まれてから四〇年間は、自分がアスペルガー症候群だと知らなかった。自分が人と違うのはわかっていたが、それがなぜかはわからなかった。わからないので劣等感でいっぱいになり、そんな劣等感に染まり、毒された人生を送っていた。そうした感情は数えきれないほどのやり方で、僕を不利な状況に追い込み、僕の行く手を阻んだ。

自分が完全に標準的なアスペルガー者だと（そして奇人ではないと）知ったことは、人生を変えるような一大事だった。いや、〝変える〟という言葉では甘すぎる。アスペルガー症候群についての理解とそこから湧きでたものは、それまでの人生を一新し、僕をより明るい新たな道に立たせた。僕はその道を今も歩いている。

もしあなたが人との違いを感じているティーンエイジャーなら、いや大人でも、検査から得られる見識は、これまで得たことのないようなすばらしいものかもしれない。怖くもあるだろうが覚えておいてほしいのは、何がわかったとしても、それはあなたの中にすでに存在していたものだということだ。自己を認識することは、有益以外の何ものでもない。

子どもの場合、求められるように行動しないと検査を受けることになる。たとえば、ある子どもが話をしないとなると、大人たちは検査を受けさせるべきだと思う。人に決して視線を向けない子どもも、検査を受けることになる。この社会では、子どもはすべて人と目を合わせて話すもので、その条件を満たさない子どもはただではすまない、ということになっている。もっと年上で、学校を退学になっているなら、検査を受けてもいいかもしれない。他の子どものように振る舞わないと、たぶん、小突かれ、あれこれ批評されて、ついには人との違いを揶揄《やゆ》するあだ名がつけられる。

もちろん、子どもの場合はたいてい、よく観察している大人が検査をするよう仕向けるものだ。子どもが自分から診断を求めることはない。小学校一年生の子が「ママ、僕に神経学的な違いについての検査を受けさせてくれる?」と言うなど、まったく聞いたことがない。むしろ、子どもからこのような問いかけがあれば、いくら啓発の進んだ今の時代とはいえ、それはまさに著しい違いに他ならないと思う。

六歳の子どもが検査を受けても、おそらくその結果を自分の手で活かすことはできないだろう。しかし、それは親や教師らにとっては大きな助けとなるだろうから、やはり重要なことだ。ティーンエイジャーとなると、話は別だ。一五歳ともなればアスペルガー症候群であるとの診断をきちんと受け入れ、それにつき合うことができる。その診断の意味するところや、自分で何ができるかについて書物などで調べることができるだろう。人生を変えたいと思っている若者に、診断は信頼できるロードマップを与えることができるのだ。これ以上の贈り物があるだろうか?

「そんなこと、誰が気にするものか」と言って、検査や診断の価値を認めない人もいる。いや、経験から、僕が気にすると言っているのだ。そして、自閉症スペクトラム上にいる、僕の多くの友人たちも同じことを言うだろう。「普通なんてものは存在しない!」と言う人たちもいる。彼らによれば、どんな子どもにも、まだ見ぬ診断結果が用意されている、というのだ。言いたいことはわかるが、もろ手を挙げて賛成とは言いかねる。あなたがある種の障害に苦しんでいるのなら、暗闇の中で果てしなく苦しみ続けるよりも、自分が向き合っている相手を明るい光の中で見たほうがいい。ちゃんとした検査の結果が、その光を与えてくれる。

心理学者らの考えでは、学校の中の二五％もの生徒に、何らかの診断可能な障害がある、という。しかし、診断を受けるのはそれらの生徒の一部のみで、心理療法や治療を受けるのは、さらにそのなかのほんのひと握りだけだ。そのため、多くの若者が放置されたままで、そのなかにはアスペルガー者も大勢いる。

僕は四〇歳になるまで自分がアスペルガー症候群と知らなかったが、その知見を得た末に経験した変化と成長は、筆舌につくしがたいものだった。僕と同じことが、あなたや、あなたのまわりの人に起こってもおかしくないのだ。

検査を受けることにマイナス面はないと思うが、僕の意見に猛烈に反対する人たちもいる。アスペルガー症候群や自閉症との診断は人を打ちのめすことがある、と言うのだ。確かに、それには一理ある。消え去ることのない、神経学的な特異性があるというのは、当人に衝撃を与えかねない話だ。しかし、何も知らずに生きていくほうがいいのだろうか？　検査の結果がどうあれ、それで自分の精神やその働きについてもっとよくわかるのではないか、と僕は思う。検査とは、自分の人生を改善し、自分を成功させるための手段なのだ。恐れることはない――検査はそれほどつらくない。副作用もない。

検査や診断が僕にとっては意味があったという話をしていて思い出すのは、おかげで、僕の頭の中はまわりの人たちの頭の中とは違うということが、はっきりわかったことだ。たとえば、自分は言葉によらないサインを見落とすということをひとつ知っただけでも、人生は変わった。行動の問題について策を講じ、よりよい人生の構築に取りかかった。そして、うまくいったのだ。

一部の人たちが検査の恩恵を見落とすのは、〝診断を下される〟ことへの先入観によって、考えが横道にそれてしまうからだ。己の問題に目を向けずに、その状況にからむ一般的な統計に目を向ける。彼らが目にするのはこんな文句だ。「三一%は自立した生活ができない」とか「六六%は結婚もせず家庭をもつこともない」など。これらの数字のせいで、ひとりの人間としての自分の行く末を決める力は自分にある、ということを彼らは忘れてしまう。この一般的な統計を、自分たち自身の未来の予言だと解釈してしまうのだ。決してそのようなものではないのに。

もっとはっきり言うと、彼らの見方では、診断にまつわる一般的で不吉な統計はすべて自分の未来と否応なしにつながっている、ということになる。そういう意味では、自閉症という診断を、生ける屍《しかばね》になるという宣告と捉える人もいる。これまでも人生を歩んできたし、これからもその人生は続くのだということを忘れ、その診断の悲観的な面にすっかり呑まれてしまうのだ。要するにそれは、自らそのレッテルの犠牲者になることを認める、ということだ。

これが診断における危険だ。レッテルに付随するものを読み、それを、予言どおりに実現するものと決めつける。考えるのをやめ、自分が読んだ最悪のシナリオどおりの状態になると思い込む。そうした実りのない成り行きに、さらに追い打ちをかける可能性があるのが、「あの子は自閉症との診断を下されたんだ。あの子に多くを期待しても無駄だ」という教師や大人たちの言葉や考え方だ。間違っても、その言葉は僕のこれまでの人生を表現するものではない。

六六%の人が、個々の状況でどうしていようと関係ない。大事なのは、あなたがどうするか、ということなのだ。

他にも、誤診の危険に注目して批判的になる人もいる。これについては、多くの親たちが経験してきた。検査を受けるよう医師を紹介され、最初に診察した精神分析医は、その子は注意欠陥障害(ADD)だと言う。だが、次に診察した精神科医は、もう一度検査をして、特定不能の広汎性発達障害(PDD-NOS)だと指摘する。さらに検査や別の医師らの診察を重ねると、またもや注意欠陥多動性障害(ADHD)と言われ、その後アスペルガー症候群と言われるのだ。こっちの診断からあっちの診断へと振り回され、どうしていいのか、どの立場を取ればいいのか、さっぱりわからない。場合によっては、子どもは治療を施され、ある障害には有効だが別の障害には悪影響を与えかねない薬剤を処方される。

こうした事態は、非常に幼い子どもの場合に最もよく起こる。子どもたちのほとんどは検査で質問に答えるのがせいぜいで、それ以上に診断に関わる情報をあまり提供できないからだ。ティーンエイジャーや大人の場合は、話は別だ。検査を受け入れ、それについてよく調べ、理解できたかどうか自問することができる。もし理解できていなければ、再び医師のもとを訪ねたり、検査の結果を見直したりして、その理由を知ることができる。

もちろん、ひどく誤った診断を下されるくらいなら何の診断も受けないほうがまし、というのはわかる。だが、どんな医学的検査についても同じことが言えるのだから、結局、僕たちはできる限りのことをするしかない。

たいていの人は答えを求めて検査を受けるし、たいていの精神科医は正しい診断を行うために最善をつくす。精神科医の仕事は、自動車整備工の仕事と似ているとも言えるだろう。トランスミッションに不具合があるのにエンジンを分解点検されても、最初よりもよくなるわけはなく、出費はかさむ。幸運にも、精神科医の技量は、自動車整備工のそれよりも安定性がある。

優秀な精神科医を見つけるにはどうすればいいだろう？　たいていの人には、精神科医の技量を見極める専門知識などない。他の方法を考える必要がある。端的に言えば、僕にとっての決め手はこの二つ、信頼と自信だ。

どんな分野でも専門家の腕が必要なときは必ず、僕はその専門家が提案することについてすべて説明してもらう。その言葉に注意深く耳を傾け、相手の能力について判断する。この人は自分のしたいことを具体的に説明することができるか？　こちらの質問にいつでも答えることができるか？　ゆうゆうとした態度で説明しているか？　それが、自分の専門分野を熟知している証拠だ。これらの項目は精神科医にも当てはまる。

経験から言って、有能な人というのは、自分の真意をどう説明すればいいか知っている。それは、たいていの専門家に必須の能力のひとつだ。僕はそれによって誰を信頼すべきか見極め、同じく僕が信頼し尊敬する他の人たちの経験と推薦によって、その見極めを強化する。

精神衛生に携わる人たちに動いてもらい、あなたの人生を改善してほしい。検査を受けよう。

アスペルガー者の行動についての索引

○感覚統合の問題について

「下着に噛みつかれる（167～173頁）」「感覚のオーバーロードに対処する（185～187頁）」

○限定的で反復的な行動や興味について

「習慣的行動、行儀、癖（33～34頁）」「お決まりが大好き（35～44頁）」「微積分を学ぶ（208～209頁）」

○固執について

「気づかいの理由（71～72頁）」

○コミュニケーションと感情の制御に関する問題について

「〝なじむ〟ための道筋を見つける（30～31頁）」「お決まりが大好き（36～38頁）」

「悪い知らせを聞いて（112～115頁）」「微積分を学ぶ（211～213頁）」

○自己中心とその意味について

「世界の中心（127～132頁）」

○自発的に変化に富んだ遊び方をしないことについて

「お決まりが大好き（35～36頁）」

○社交上の不適切な行動について

「行儀に気をつけよう（54～64頁）」「お決まりが大好き（38～39頁）」「気づかいの理由（68～69頁）」

「人の気持ちを読むこと、もしくは、読めないことについて（93～94頁）」

○集団の中での不安感について

「動物にご用心（149～154頁）」

○**脳の可塑性（柔軟性）について**

「下着に噛みつかれる（167〜173頁）」「やわらかい頭（221〜225頁）」

○**不適切な表情と対応について**

「ロブスターのはさみ――いじめっ子を始末する（141〜148頁）」

「友だちをつくること、そして、ずっと友だちでいること（106〜107頁）」

○**身振り（ボディ・ランゲージ）と言語によらない、その他のコミュニケーションについて**

「人の気持ちを読むこと、もしくは、読めないことについて（87〜94頁）」「感情の引き金（101〜104頁）」

「友だちをつくること、そして、ずっと友だちでいること（105〜111頁）」

○**明確な話題や活動がないと、他者との会話を始めたり持続させたりできず、表面的な交流や微妙な振る舞いの意味や、他者と何気なく過ごすことの意味がわからない。このような能力についての著明な障害について**「行儀に気をつけよう（61〜63頁）」「選ばれること（158〜159頁）」「音楽が見える（178〜179頁）」

○**文字通りの、あるいは言外の意味を誤解するなどの、理解に関する障害について**

「行儀に気をつけよう（54〜57頁）」「感情の引き金（99〜100頁）」

○**理由のわからない不安感について（結局、あまり理にかなった説明にはなっていないが）**

「怖いものは何？（76〜84頁）」

さらに学ぶには

（アメリカでの情報が中心です）

学校

自閉症の子どもたちを教育したり社会生活に適応できるようにするための方策には、さまざまなものがある。僕の意見では、自閉症の子どもには個々にさまざまな違いがあるため、それぞれに妥当な方法がとられるべきだ。だが、学校は、ＡＢＡ（応用行動分析）やＲＤＩ（対人関係発達指導法）といった、ひとつの方法のみを採用する傾向があるので、ある子どもにはすばらしい結果をもたらした学校が、別の子どもにも成果をもたらすとは限らない。だから、どの学校がふさわしいかを見るために、それぞれ違う方法をとっている複数の学校を試してみる、という心づもりでいるほうがいい。

本書の執筆準備中に僕が携わった二つの学校は、アイビーマウントとモナークだ。アイビーマウント・スクールは、ワシントンＤＣの近くのメリーランド州ロックビルにある。そこでは、モニカ・アドラー・ワーナーによるモデル・アスペルガー・プログラムが行われている。あなたがワシントンＤＣの近くにいて、アスペルガー症候群のお子さんのための学校を探しているのなら、ここが一番だろう。また、アイビーマウントは、自閉症のより大きな課題を抱える子どもたちのために、評価の高い

ＡＢＡプログラムを採用している。

神経学的な違いのある子どもたちのための学校、ヒューストンのモナーク・スクールについてはいくらか述べた（二六〇頁）。モナークを訪問して初めて、僕自身の暗い高校時代になじみのある、あの追われる動物のような顔をした子どもがひとりもいない学校を知った。

支援機関

自閉症の人々のためにも、アルコール中毒患者救済協会のような、しっかりとした全国的な支援機関があればいいと思う。しかし、アスペルガー症候群や自閉症の人たちへの支援は、地域によってさまざまであるのが実情だ。いくつかの組織を以下に挙げた。これらについては、僕のウェブサイトの中で最新の情報を確認することをお勧めする。

アメリカ自閉症協会は、何よりもまず地域社会への支援運動に焦点を当てた、全米に支部のある組織だ。その地域会議および全国会議は実にすばらしいもので、スティーヴン・ショア、テンプル・グランディン、トニー・アトウッド、その他、この分野で尊敬を集める人たちの発表もある。地域支部のリストは、ウェブサイト www.autism-society.org で見ることができる。

ニューイングランドには、幸いなことに Asperger's Association of New England（ニューイングランド アスペルガー協会）（www.aane.org）がある。支援グループやセミナーを運営し、優れた年次会議も開いている。

Global and Regional Asperger Syndrome Partnership（世界的、地域的なアスペルガー症候群パートナーシップ）（www.grasp.org）は、全米、特にニューヨークに重点を置く支援グループを後援している。

ロングアイランドでの、パット・シセルとAHA（アスペルガー症候群および高機能自閉症協会）の活動には敬服する。その内容はwww.ahany.orgで見てほしい。

フィラデルフィアでは、ASCEND（フィラデルフィア自閉症およびアスペルガー症候群協会）（www.ascendgroup.org）が好ましい。

日本の支援機関（補足）

アスペ・エルデの会　http://www.as-japan.jp/j/

日本自閉症協会　http://www.autism.or.jp/

映画

本書の冒頭で、ドキュメンタリー映画『Billy the Kid（少年ビリー）』について述べた。この映画やDVDについては、www.billythekiddocumentary.comを見てほしい。

僕からのお薦めの映画を挙げておく。

『If You Could Say It in Words』（www.ifyoucould-movie.com）
『Temple Grandin』（www.hbo.com/movies/temple-grandin）
『Autism Reality』（www.autismreality.org）
『The United States of Autism』（www.usofautism.com）
『モーツァルトとクジラ（原題：Mozart and the Whale）』（www.mozartandthewhale.com）
『恋する宇宙（原題：Adam）』 www.foxsearchlight.com/adam

書籍

以下に挙げる二冊は、アスペルガー者だけでなくあらゆる人に、振る舞いについて貴重な見識を与えてくれるだろう。

デール・カーネギー著『人を動かす』（山口 博訳、新装版、創元社、一九九九年）
Emily Post 著『Etiquette』

以下の本は、他人が言葉を使わずに意味していることを理解するのに役立つだろう。

ジョー・ナヴァロ著『ＦＢＩ捜査官が教える「しぐさ」の心理学』（西田美緒子訳、河出書房新社、二〇一〇年）
ジャニーン・ドライヴァー著『ＦＢＩ式人の心を操る技術』（高橋結花訳、メディアファクトリー、

二〇一〇年）

人によく訊《き》かれるのは、僕が成長する間、両親がどう思っていたかということだ。母は最新の著書『The Long Journey Home（長い家路）』の中でその疑問のいくつかに答えている。本を出版したことで、母も僕と同じく、ランダムハウスの誇りある著者のメンバーになっている。

僕がいつも推薦するのが、有名なトニー・アトウッドの著作『The Complete Guide to Asperger's Syndrome（アスペルガー症候群完全ガイド）』などと、テンプル・グランディンの著作『自閉症感覚──かくれた能力を引きだす方法』（中尾ゆかり訳、日本放送出版協会、二〇一〇年）、『自閉症の才能開発──自閉症と天才をつなぐ環』（カニングハム久子訳、学習研究社、一九九七年）、『動物感覚──アニマル・マインドを読み解く』（中尾ゆかり訳、日本放送出版協会、二〇〇六年）などだ。ダニエル・タメットの『ぼくには数字が風景に見える』（古屋美登里訳、講談社、二〇〇七年）や『天才が語る──サヴァン、アスペルガー、共感覚の世界』（古屋美登里訳、講談社、二〇一一年）もいい。それから、マーク・ハッドンの『夜中に犬に起こった奇妙な事件』（小尾芙佐訳、新装版、早川書房、二〇〇七年）というのもある。さらに、それほど有名ではないが、以下の本も役立つかもしれない。

若いアスペルガー者の Jesse A. Saperstein 著 "Atypical: Life with Asperger's in 20 1/3 Chapters"

GRASPの創設者Michael John Carley著 "Asperger's from the Inside Out"

ルーク・ジャクソン著『青年期のアスペルガー症候群——仲間たちへ、まわりの人へ』（ニキ・リンコ訳、スペクトラム出版社、二〇〇五年）

Kathy Hoopmann著 "Of Mice and Aliens : An Asperger Adventure (Asperger Adventures)"

キャシー・フープマン著『ベンとふしぎな青いびん—ぼくはアスペルガー症候群』（代田亜香子訳、あかね書房、二〇〇三年）

Fiona Bleach著 "Everybody Is Different : A Book for Young People Who Have Brothers or Sisters with Autism"

Tim Page著 "Parallel Play"

Dawn Prince-Hughes著 "Songs of the Gorilla Nation"

Karen A. Smith, Karen R. Gouze著 "The Sensory-Sensitive Child"

カトリン・ベントリー著『一緒にいてもひとり——アスペルガーの結婚がうまくいくために』（室﨑育美訳、東京書籍、二〇〇八年）

"The Thinking Person's Guide to Autism" および関連のウェブサイトは、

http://thinkingautismguide.blogspot.com

よく尋ねられるのが、なぜ、自閉症という人生についての一人称の回想録は、障害が軽めの人によって書かれたものばかりなのか、ということだ。それは、重度の障害のある人が本を書くということは極めてまれだからだ。ひとつの例外として、ダニエル・ペイズナーの援助でジェイソン・J-マック・マクエルウィンが書いた『The Game of My Life（人生で最高の試合）』がある。

自閉症の子どもの親による回顧録も多数ある。僕は以下の二冊が好きだ。

Susan Senator 著 "Making Peace with Autism"

Kim Stagliano 著 All I Can Handle"

自閉症の人生についてのアンソロジーである"Gravity Pulls You in"も気に入っている。

情報源となるウェブサイト

『The OASIS Guide to Asperger's（OASIS（アスペルガー症候群のオンライン情報と支援サイト）によるアスペルガー症候群の手引き）』を書いたバーブ・カービーらは、かなりの情報を載せたウェブサイトを運営している。提供されているのは、教育関係の情報、地域的、全米的、また国際的な支援グループへのリンク、専門家の援助の情報、グループや学校のリスト、会議情報、推薦図書、支援メッセージ掲示板などだ。他にも、自閉症とアスペルガー症候群関連のMAAPサービスによる年次会議やメールマガジンもあり、電話サポートも行われている（www.aspergersyndrome.org/）。

息子クーマとアレックス・プランクはAutism Talk TVというプロジェクトを行っている。自閉症の世界のさまざまな人たちと出会い、彼らの話を引きだし、動画を作成している（www.youtube.com/user/theWrongPlanet）。彼らの尽力を誇りに思っている。

アレックスは一七歳のとき、自閉症スペクトラム上にいる若者のオンライン上のコミュニティーをつくろうと決心した。今では、その会員数は四万人となり、毎月、非常に多くのアクセスがあるまでになった。www.wrongplanet.netで参加できる。アレックスの個人ページは、www.alexplank.com。

Autism Speaks（www.autismspeaks.org）は、自閉症の世界では最大の非営利組織だ。自閉症による障害の改善に向けた研究に資金を提供し、地域への働きかけも行っている。僕はその科学評議会の一員であることを誇りに思っている。その評議会では、どんな研究に資金を提供すべきか、現在、自閉症とともに生きている人たちをどのように支援するか、などについて検討している。

友人のスティーヴン・ショアは、自閉症の人たちのための講演や提言を行うことで有名だ。彼のホームページは、www.autismasperger.net。

スティーヴ・シルバーマンも、自閉症やアスペルガー症候群について書いている（www.stevesilberman.com）。

では、オーケストラのメンバーに盛大な拍手を……謝辞

僕の最初の著作『眼を見なさい!』を仕上げるのは、まったく孤独な作業だった。誰の影響も受けたくなかったので、他の類似書は読んでいない。結局は僕の人生を述べた。自分の本が、アスペルガー症候群への寛容と理解を世に教える手引きになるとは期待していなかった。実際にそうなってみてうれしく思ったが、不安でもあった。僕は適切な助言をしたのだろうか?

本書『変わり者でいこう』は、さらなる識見を求める読者の皆さんへの僕からの答えだ。一作目のときよりも、もっと深く考えることを求められたので、自分には援助が必要だと感じた。僕を助けてくれた人たちと、彼らのしてくれたことを、ここに紹介したい。

まず、最も身近にいる若いアスペルガー者、息子クーマと、そのガールフレンドでやはりアスペルガー者のカースティン・リンドスミス。クーマは多くの話の種を提供してくれたし、カースティンは女性としてのアスペルガー者の視点を教えてくれた。それから、我らの友人アレックス・プランクは僕のところに入り浸りだった。表紙カバーの列車の写真は僕とアレックスによるものだ。

旧友エンツォ・ディ・ジャコモには、表紙カバー写真の機関車の提供に感謝しなくてはならない。

みんなには、あれは僕の機関車だと言っているが、実は、エンツォから買ったものだ! 彼のコレクションは鉄道マニアなら誰でもうらやむようなもので、彼の〝孫用の箱〟から出てきたこの二つの機関車は、まさに僕が子どもの頃に持っていた機関車の代わりとして求めていたものだった。

ルイーズ・コリンズは、『変わり者でいこう(原題:Be Different)』というタイトルを考えだす、というこれもまた重要な貢献をしてくれた。なんといっても、タイトルなしの本じゃどうしようもない。

マサチューセッツ州チコピーにあるエルムズ・カレッジの、コミュニケーション障害学科のキャスリン・ジェイムズ博士とスタッフらにも感謝を捧げる。二〇〇七年夏に、初めて『眼を見なさい!』を教材として採用したのがエルムズ・カレッジで、同書は大学院に新設された自閉症学課程で使われた。現在、僕はエルムズでいくつかの授業を受け持ち、大学院課程についての広報の担当も務めている。同校については、以下のサイトで知ることができる。www.elms.edu

エルムズの自閉症学課程は、学内での授業に加えて、コネティカット州コルツヴィルにあるリヴァーストリート・スクールでの認定行動分析士の実習から成る。同校は、その特異性ゆえに普通学校に入れない子どもたちの支援を専門としている。特に、リヴァーストリート・スクールの三人の友人からは、支援と激励を賜った。

キャシー・ダイアー博士は、コルツヴィルで子どもたちに関わる仕事をしている。彼女は子どもの自閉症について豊富な経験があり、本書の付録の「アスペルガー者の行動についての索引」を作成するにあたって、その知識を活かしてくれた。

リック・サドラー医学博士は、同校の精神科医長である。彼は、重い障害がある場合の治療や精神療法などの問題について、僕の考えを明確にする手助けをしてくれた。

マイク・ライス博士は、リヴァーストリート・スクールの心理学科長である。彼は、ＡＢＡやＲＤＩといった最近の療法について僕の理解を促し、貴重なアイデアも提供してくれた。

こうした博士たちと僕は、現在の教師や学校が直面している問題について話し合い、また本書における僕自身の問題や話についても論を交わした。彼らは快く本書の原稿に目を通してくれ、事実や現状に対する大きな誤りを指摘してくれた。

次に感謝したいのは、脳科学者の方々だ。二〇〇八年冬に僕は、ハーヴァード大学医学部の教育・研究病院であるベス・イスラエル・ディーコネス・メディカル・センターでの、調査研究に参加させてもらった。医学研究についてはまったく経験はなかったが、アルバロ・パスカル・レオーネ医学博士には信頼を寄せた。アルバロは、〝非侵襲的脳刺激のためのベレンソン・アレン・センター《Berenson-Allen Center for Noninvasive Brain Stimulation》〟（www.TMSlab.org）の所長で、世界でも最高の神経科学者のひとりだ。

彼は自閉症の研究に僕を加えてくれた。ＴＭＳ（経頭蓋磁気刺激法）という、強力な磁場によって脳を刺激する方法を使い、僕の脳内のニューロンに弱い電流を発生させるのだ。この研究によって、僕の考え方は変わった。おかげで、ほとんど誰にもわからない僕の頭の中の働きが見えた。それはまるで、ずっと目が見えなかったところへ、突然、科学者があるスイッチを入れたので見えるようになった、というような経験だった。その瞬間、世界は違ったものになった。僕自身の障害は盲目ほど深刻なものではないが、目の前が開けたということは、それまでにない最も強烈な経験のひとつだった。TMSの研究は、非常に大きな期待を抱かせるものだ。アルバロ率いる科学者チームは、まさに神経科学の限界に挑んでいる。彼らの仕事に少ないながらも貢献できたことを、僕は誇りに思っている。

アルバロは脳の働きについて、おそらく他では得ることのできないような助言や識見を提供してくれた。また、彼の優秀なスタッフである、リンジー・オバーマン博士、イラリア・ミニオ・パルエロ博士、シャーリー・フェクトー博士にもお世話になった。彼らはそろって、僕に神経科学の驚異を教えてくれた。僕のミラーニューロンの働きを調べたのは彼らだ。僕も、脳の可塑性《かそせい》の秘密を解明するためのいくつかの研究に参加した。彼らのおかげで、脳の可塑性についての章で書いたような結果を、個人としての経験で知ることができた。最近、息子のジャックとそのガールフレンドのカースティン、それからアレックスもまた、このTMSの研究に参加した。TMSの研究室で経験したことや観察したことは、人生で最大とも言える影響を僕に与えている。

次に感謝を述べたい人たちは、本書について非常に貴重な意見を寄せてくれた、メリーランド州ロックヴィルのアイビーマウント・スクールのモニカ・アドラー・ワーナー、ボニー・ビアーズ、リサ・グリーンマンおよび教員の皆さんだ。彼らは初期段階の原稿を読んで、僕が持ち合わせていなかった、教育者としての視点を本書に与えてくれた。加えて、彼らは『変わり者でいこう』に付随する指導要領のひとつを提供している（Random House Academic のウェブサイトおよび www.johnrobison.com にて入手可能）。

ヒューストンのモナーク・スクールではジョン・バローネとそのスタッフおよび生徒の皆さんの考えに接することができ、大きな力を得た。同校は、『眼を見なさい！』を初めて教材として採用した学校のひとつであり、生徒たちへの講演を初めて僕に依頼してくれた学校のひとつでもある。当初から、モナークでは『眼を見なさい！』についての指導者向けの優れた手引書をつくっているので、本書についてもそれを望みたいところだ。同校から与えられた最大のものは、おそらく生徒としての視点だろう。その指導者向け手引書の内容の多くは、実際に生徒たちとの共同でつくられていた。珍しいことだ。

本書の原稿を読み、いくつかの提案をしてくれた母親らや若者たちに感謝したい。彼らは、僕の話を読んで、どれが面白くてどれが面白くないかを教えてくれ、その話の真意について彼らなりの見解を示してくれた。母親の何人かは、実際に、わが子に僕の話を読ませてみた。彼らがいなかったら、本書は最終的にこうした形になっていなかっただろう。

中でも、カイラ・アンダーソン、ドラマ・ママ、マリア・ポリーノ、キム・スタグリアーノ、パム・ヴィクター、ジェス・ウィルソンには感謝したい。母親である彼女ら――他にも名前を挙げられなかった人もいるが――は、わが子および一般の子どもたちをたゆまず精力的に擁護しており、僕は常にそのことに驚嘆している。最近の母親たちは僕の子ども時代の母親たちに比べて、より高度な活動をするものだという印象をはっきり受けた。この意見には、上の世代の母親たちはきっと異を唱えるだろうが。

Autism Speaksのマーク・ロイスマイヤー、ピーター・ベル、マーク・サーキン、ジェリ・ドーソン他、スタッフの方々には、同組織の科学評議会のメンバーに僕を指名してくれたことに感謝する。おかげで、世界の自閉症に関わる科学、療法、医学の分野の優秀な頭脳に触れることができた。

変わり者の友人や父親たちのことも、称えたい。ボブ・ジェフウェイ、デイヴ・リフケン、ニール・フェネシー、リッチ・チェデスターらは僕の変な話を聞き、お返しに自分たちの変な話もしてくれた。

両親（継母であるジュディーも含めて）が、僕を育て、いくぶんかは社会になじませてくれたことは特筆に値する。父は亡くなったが、母とジュディーは健在だ。

もと妻のメアリーには、若い時代をともに過ごしてくれたことと、僕とともにクーマを育ててくれたことに感謝している。また、前妻のマーサにも感謝している。彼女はアイデアを出したり校正をしたりして、今も好意的に助けてくれる。結婚生活を続けられなかったことは悲しいが、友人同士でいられることをありがたく思い続けている。

この数年間、マーサと僕の力になってくれた人たちには、お礼を言わずにはいられない。特に、ポール・ピックネリーとビル・ワグナーには感謝の意を示したい。多くの銀行取引や業務は彼ら個人とは関わりないものだったのに、この二人の友人は仕事の多さも気にせず、必要なときは何の躊躇《ちゅうちょ》もなく手を差し伸べてくれた。もし、立場が逆になれば、僕はもちろん、彼らがしてくれたのとまったく同じことをするつもりだ。また、パーマー夫妻（リックとイレイン）、ジーン・キャシディー、リック・コルソン、その他、ともにいてくれた友人たちには大きな恩がある。あなた方がいてくれなかったら、今の僕たちはいなかった。

今回の作業の一部をともに行ったが途中で別の道を選んだ、アン・ドーソンのことも称えたい。友人のジャン・アンダーソンにも感謝を捧げる。ジャンは、本書の多くの見解について語りつくし、学校での専門能力開発プログラムを僕とともに立ち上げる仕事を続けている。

忘れてならないのは、ロビソン・サービスの仲間たちだ――彼ら全員のおかげで、僕が不在のときも仕事が滞ることはない。ここ数年で、僕が不在となることは増えたが、社内の誰もが難題にもうまく対処していることを誇りに思っている。

ラヴィン・エージェンシーのディヴィッド・ラヴィン、サリー・イッタリー、その他のスタッフには、大学や組織などでの僕の講演のために尽力していただき感謝している。こうしたことがなければ、本書の話の種となるアイデアに僕が触れることはなかっただろう。

それから、クラウン・パブリッシングでの編集過程で、前半にはレイチェル・クレイマンに、後半はメアリー・チョテボースキーにお世話になったことにお礼を申し上げたい。そして、その他の方々……クラウン・パブリッシング代表マヤ・マブジー、僕の出版担当のティナ・コンスタブル、またもすてきな本のカバーをつくってくれたホイットニー・クックマン、再びレイアウトを担当してくれたローレン・ドン、制作のリネア・ノールミューラー、編集のロバート・シーク、編集補佐のステファニー・チャン、原稿整理担当のアダム・ゴールドバーガー、外国著作権担当のリンダ・カプランとコートニー・スナイダー、ランダムハウス・オーディオのオーリ・モスコウィッツ、広報のサラ・ブライボーゲル、そして僕の著作を今日の成功に導いてくれたランダムハウスのあらゆる方々に感謝する。

故郷に目を戻して、アマーストの印刷所コレクティヴ・コピーのスタッフに感謝したい。彼らは、本書執筆の中間段階での大量の印刷のために大いに尽力してくれた。本書はマックで書かれているが、それでも参照や校正のためには、印刷されたものが必要だと僕は感じる。

そして、弟のオーガスティン・バロウズの存在がある。その昔、子どもの頃に、僕の話を無理やり聞かせていたこの弟がいなかったら、僕は語り手としての話術を決して習得できなかっただろう。友人であり、著作権代理人でもあるクリストファー・シェリングの存在がなければ、今の僕たち兄弟はない。

最後に、僕の話を聴いて、理解してくれたマリパット・ジョーダンに特に感謝する。

うう一っ。

二〇一〇年　一二月

ジョン・エルダー・ロビソン

訳者あとがき

本書『変わり者でいこう』は、アスペルガー症候群である著者が自らの体験に加えて、悩めるアスペルガー者への助言を記した本である——と聞いて、あなたはどんな内容をイメージするだろうか。確かに本書をひと言で説明するとこうなるが、すでに読了された方は冒頭の言葉から浮かぶイメージとは、いい意味で、かけ離れた読後感をお持ちではないだろうか。著者自身も次のように述べている。「アスペルガー症候群についての既存の手引書は（中略）ほとんどが臨床記録のようなものか、人を落ち込ませるようなもの、またはその両方を兼ね備えたものだからだ。本書は違う」。その言葉通り、これはアスペルガー者を勇気づける、魅力あふれる読み物となっている。

まず、心惹かれるのは過去の出来事についての描写だ。祖母との思い出、初めてのデート、いじめっ子との対決、音楽との出会い……それぞれが、まるで一つの小さな物語のように生き生きと語られる。また、論理展開が非常に明確でわかりやすい。各章の展開はおおむね次のようなものだ。最初に過去の出来事とその時の心情が語られ、次にアスペルガー者としての現在の視点での考察と解決法が続き、最後は読者への助言と励ましで締めくくられる。とてもクリアな構成である。著者は再三、自分は論理的な人間だ、と述べているが、それがこうしたところにも表れているのだろうか。

さらに特筆すべきは、おそらくたいていの読者は、本書のどこかに自分にも思い当たる何かを見出すのではないかということだ。著者は本書を「アスペルガー者とその周辺の人々のための本」と位置づけているが、随所で語られる人間関係や恋愛の悩み、進路選択における迷いなどは、誰しも——著者の言葉を借りれば、アスペルガー者であろうとありふれ型であろうと——経験することだろう。それらについての著者の洞察は、アスペルガー者はもちろん、多くのありふれ型の心にも響くのではないかと思う。

かつて「友だちなんて全然できないかもしれないと思っていた」少年が、これほど多くの謝辞を捧げるまでの交友関係を築いた大人となっている、という事実を私たちは噛みしめたい。

末筆になりましたが、本書の訳出にあたり心理学用語についての助言をくれた娘の千絵に、また、この本との出会いを与えてくださったトランネットおよび東京書籍の関係者の方々に、心より感謝申し上げます。

二〇一二年春

藤井　良江

著者について

ジョン・エルダー・ロビソンは、まだアスペルガー症候群という診断が存在しなかった一九六〇年代に育った。現在は、自らが自閉症スペクトラム上にあることを公言し、Psychology Today にブログを書き、マサチューセッツ州チコピーにあるエルムズ・カレッジで非常勤の教授を務めている。自閉症の支援組織 Autism Speaks の科学評議会委員でもあり、米疾病対策センターおよび米国立精神衛生研究所の委員会や再審委員会の一員として、自閉症の人々やその家族の生活改善のための調査について検討している。さらに、ハーヴァード大学医学部の教育病院であるベス・イスラエル・ディーコネス・メディカル・センターとマサチューセッツ総合病院にて、自閉症の研究や療法プログラムに参加している。

執筆や講演活動や研究に従事していないときは、二五年前に自ら設立した自動車会社、ロビソン・サービスで仕事をしている。ロビソン・サービスは、BMW、メルセデス・ベンツ、ランドローバー、ポルシェ、ロールス・ロイス、ベントレーといった車のレストアやカスタマイズにおいて一流との評判を得ている。ホームページは以下のとおり。www.robisonservice.com

現在、ジョンはマサチューセッツ州西部で家族、友人、動物、車に囲まれて暮らしている。オンライン上では、以下のサイトで彼に出会うことができる。

www.johnrobison.com

www.facebook.com/JohnElderRobison

www.twitter.com/johnrobison

http://jerobison.blogspot.com

著者・訳者 紹介

ジョン・エルダー・ロビソン John Elder Robison
マサチューセッツ州西部で家族、友人、動物、車に囲まれて暮らしている。彼の会社 JE ロビソン・サービスは、ヨーロッパ製の高級車の修理修復を行っている。
著書：『眼を見なさい！ アスペルガーとともに生きる』東京書籍 はニューヨークタイムズ・ベストセラー。2010年4月、NHK の週刊ブックレビューで紹介された。
会社のホームページ www.robisonservice.com
作家としてのページ www.johnrobison.com

藤井良江 ふじい よしえ
大阪府に生まれる。神戸女学院大学文学部英文学科卒。
訳書に『かっこいいのりもの れっしゃ』『かっこいいのりもの くるま』（いずれも大日本絵画）がある。

翻訳協力 株式会社 トランネット
編集協力 山本幸男・福永育子
編集 大山茂樹
装幀 東京書籍 AD 金子裕

変《か》わり者《もの》でいこう あるアスペルガー者《しゃ》の冒険《ぼうけん》

2012年5月22日 第1刷発行

著者 ジョン・エルダー・ロビソン
訳者 藤井良江《ふじいよしえ》
発行者 川畑慈範
発行所 東京書籍株式会社
東京都北区堀船 2-17-1（〒114-8524）
電話 営業（03）5390-7531 編集（03）5390-7513
印刷・製本所 株式会社 リーブルテック

東京書籍 書籍情報 http://www.tokyo-shoseki.co.jp/
e-mail: shuppan-j-h@tokyo-shoseki.co.jp

ISBN 978-4-487-80607-2 C0098